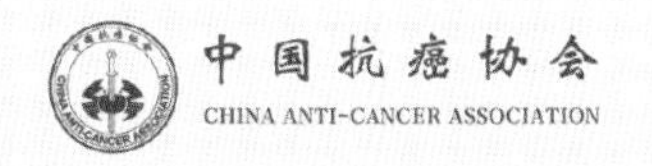

食管癌

中国肿瘤整合诊治指南（CACA）

CACA GUIDELINES FOR HOLISTIC INTEGRATIVE MANAGEMENT OF CANCER

2022

丛书主编 ◎ 樊代明

主　　编 ◎ 于振涛　毛友生

天津出版传媒集团

天津科学技术出版社

图书在版编目(CIP)数据

中国肿瘤整合诊治指南. 食管癌. 2022 / 樊代明丛书主编 ; 于振涛, 毛友生主编. -- 天津 : 天津科学技术出版社, 2022.5
ISBN 978-7-5576-9990-1

Ⅰ. ①中… Ⅱ. ①樊… ②于… ③毛… Ⅲ. ①食管癌—诊疗—指南 Ⅳ. ①R73-62

中国版本图书馆CIP数据核字(2022)第064631号

中国肿瘤整合诊治指南. 食管癌. 2022
ZHONGGUO ZHONGLIU ZHENGHE ZHENZHI ZHINAN.SHIGUANAI.2022
策划编辑：方 艳
责任编辑：李 彬
责任印制：兰 毅
出　　版：天津出版传媒集团 / 天津科学技术出版社
地　　址：天津市西康路35号
邮　　编：300051
电　　话：(022)23332390
网　　址：www.tjkjcbs.com.cn
发　　行：新华书店经销
印　　刷：天津中图印刷科技有限公司

开本 787×1092　1/32　印张4.625　字数77 000
2022年5月第1版第1次印刷
定价：41.00元

谭黎杰　张洪典　孙益峰　李志刚　杨　弘

沈　琳　陈　椿　庞青松　茅　腾　郑　斌

赵　纲　郭旭峰　章文成　鲁智豪　戴　亮

目录

第一章

概述

食管癌（Esophageal cancer，EC）是世界范围内常见的上消化道恶性肿瘤，也是“中国特征癌”，因长期不能进食症状、发现即中晚期等特性，严重影响民众生活健康。WHO发布的GLOBOCAN 2020数据显示，2020年全球约有60.4万EC新发病例和54.4万死亡病例，发病率和死亡率分居恶性肿瘤第7位（3.1%）和第6位（5.5%），其中亚洲东部的发病率最高。

我国癌症中心最新数据显示，2015年我国EC其发病数和死亡数分别为24.6万和18.8万例，分居全部恶性肿瘤的第6位（6.3%）和第4位（8.0%）。根据2000~2015年全国22个具有连续监测数据的肿瘤登记处数据分析，经人口年龄结构标准化后，EC发病率平均每年下降4.2%，城市、农村、男性、女性均呈下降趋势，其中女性下降趋势最明显，平均每年下降5.8%。人群合计、女性、农村和男性的平均发病年龄还呈现出后移趋势，平均发病年龄在65岁以上，其中女性和农村地区中高于65岁年龄组的人群占比明显增大，女性由48.7%增至65.4%，农村由44.2%增至55.8%。

全球疾病负担研究（GBD 2019）摘取了中国地区31个省、直辖市、自治区和香港、澳门特别行政区的EC数据，最新结果发现，2019年中国EC发病病例数和死亡病例数分别为27.8万例和25.7万例，较1990年分别增长了60.1%和45.7%，标化发病率从20.97/10万减少至13.90/10万，标化死亡率从22.08/10万下降至13.15/10万。

EC在我国分布呈现地域差异性，以太行山脉附近区域（河南、河北、山西、山东、安徽、江苏苏北区域）最常见。2015年河南省的EC数据，新发病例估计为4.1万例，死亡病例为2.9万例。EC发病率为34.94/10万（男性41.42/10万，女性28.11/10万），男女之比为1.56∶1。EC死亡率为25.30/10万（男性31.07/10万，女性19.21/10万），男女死亡率之比为1.73∶1。不论男性还是女性，城市地区的EC中标发病率和中标死亡率均低于农村地区。EC发病率和死亡率均随年龄增加而逐渐增高，在80～84岁年龄组达峰值。山东省肥城市统计了2006~2018年EC死亡变化趋势，粗死亡率为59.10/10万，且随年龄增长而增加，主要集中在40岁之后，男性增幅大于女性。2006~2018年肥城市户籍居民平均期望寿命为76.84岁，去除EC的影响，人群期望寿命可提高0.89岁。

尽管我国EC的发病率及死亡率在大幅提高，但经年龄标准化后，标化发病率及死亡率均呈下降趋势。EC总体负担下降及发病年龄后移特点，可能与我国启动农村EC筛查及早诊早治工作、人均期望寿命增加、居民生活环境和生活方式改变等多方面因素有关。

据国家统计局数据显示，我国正加速步入老龄化社会，1990年、2000年、2010年和2019年我国老年人（65岁以上）人口占比分别为5.63%、6.81%、8.07%和12.6%，日益严重的人口老龄化问题是我国正将面对的导致EC疾病负担的一个重要原因。因此，全国广大EC医疗人员需提高对EC发病因素的全面认识，加强对EC早诊早治的意识，尤其应重视老年人群，这是降低我国EC死亡率的必由之路。

EC发病因素多种多样，烟酒、暴饮暴食、快饮快食、维生素及微量元素缺乏和喜食腌制、霉变、熏烤、油炸、干硬、辣、咸及烫的食物都是EC的危险因素。而且，喜食腌制食物还会增加吸烟和饮酒对EC发病的影响，水果摄入在此过程中起到保护作用。另外，EC高发地区不健康饮用水源也值得关注，饮水类型、水质与EC高发区的“三氮”摄入有关。四川省是EC的高发地区，研究表明，EC容易在高龄、低文化程度，低收入及未婚（离异或丧偶）的农村居民中聚集。然而，并非所有暴露于这些危险因素的人都会发生EC，这提示遗传因素可能起更重要作用。豫北地区也是中国EC高发区，在相似环境因素下，EC患者占整个人群的一小部分（500/10万），并呈家族聚集现象。研究发现，高发区EC家族存在EC易感基因，在环境因素作用下有易发EC的倾向。因此，应根据国际EC防控先进经验和国内EC防控进展，充分考虑我国EC特点和国情，针对危险因素采取措施，及时、有效、恰当地干预，如宣传戒烟、限酒和营养平衡等，并在EC高发区广泛开展以高危人群为基础筛查工作，进而降低EC的发病率和死亡率。

EC的病理类型主要包括鳞状细胞癌和腺癌。尽管近几十年来北美和欧洲食管腺癌的发病率明显上升，但鳞状细胞癌仍是EC在中国的主要病理类型。EC的早期临床表现既不典型也不明显，发现率极低，而当进食困难明显时，病情大多已进展为中晚期，预后很差，5年生存率不到20%，这也是EC患者预后不良的重要原因。我国东、中、西部地区肿瘤负担存在差异，不同地区医疗水平参差不齐，但回顾一个世纪以来EC诊治技术的发展，我国也取得了长足进步。

研究表明，人工智能技术可很好地与EC的内镜诊断技术整合，从而有效减少癌前病变漏诊，帮助内镜医师做出更精准诊断。目前，多家中心已熟练掌握机器人辅助EC切除术，该术式基于3D视野，灵活及稳定的机械臂，手术视野得以更好暴露，在清扫淋巴结及更精细操作上具有绝对优势。达芬奇机器人的remote center技术还能有效减轻术后短期疼痛，改善术后生活质量。我国部分医疗机构公布的早期EC患者行内镜治疗后5年生存率可高于90%，中晚期EC新辅助治疗联合手术的5年生存率也已接近50%。

因此，EC的早诊早治和规范化诊治是全国各中心EC医务人员的重要任务。中国地域辽阔，各级医疗机构卫生条件存在差异，不统一的诊断标准会影响治疗质量。目前UICC与AJCC联合发布的第8版EC分期系统是最新、最权威并广泛使用的EC分期标准。中国抗癌协会EC专业委员每年也会组织“EC规范术式中国行活动”，推动全国各地EC的诊疗规范发展。自2011年中国抗癌协会EC专业委员会出版了《EC规范化诊治指南》，考虑到近年来EC临床研究的不断增多和诊疗技术的不断进步，本指南更新将纳入EC的最新诊疗进展，以期推进EC临床诊疗实践向前发展。

第二章

EC的诊断与鉴别诊断

第一节 临床表现

早期EC的症状常不明显，易被忽略，这也是早期EC较难发现的主要原因。早期症状主要有：胸骨后不适、吞咽时轻度哽噎感、异物感、闷胀感、烧灼感、食管腔内轻度疼痛或进食后食物停滞感等。

进展期EC因肿瘤生长浸润造成管腔狭窄出现EC的典型症状，表现为：①进行性吞咽困难；②胸骨后疼痛；③呕吐；④贫血、体重下降。

晚期EC的症状与肿瘤压迫、浸润周围组织器官或远处转移有关。①压迫气管可引起刺激性咳嗽和呼吸困难，发生食管气管瘘时可出现进食呛咳、发热、脓臭痰等，产生肺炎或肺脓肿；②侵犯喉返神经可引起声音嘶哑；③侵犯膈神经可致膈神经麻痹，产生呼吸困难和膈肌反常运动；④肿瘤溃破或侵犯大血管可引起纵隔感染和致命性大呕血；⑤肿瘤远处转移可引起肝肿大、黄疸、腹块、腹腔积液、骨骼疼痛、皮下结节等表现；⑥恶病质，表现为极度消瘦和衰竭。

第二节　诊断方法

1　实验室检查

1.1　血液生化检查

目前尚无针对EC的特异性血液生化检查。EC患者若出现血液碱性磷酸酶、谷草转氨酶、乳酸脱氢酶或胆红素升高需考虑肝转移；血液碱性磷酸酶或血钙升高需考虑骨转移。

1.2　血清肿瘤标志物检查

血清癌胚抗原（carcinoembryonic antigen，CEA）、鳞癌相关抗原（squamous cell carcinoma related antigen，SCC）、组织多肽抗原（tissue polypeptide antigen，TPA）、细胞角质素片段19（cytokeratin fragment，cyfra21-1）等可用于EC的辅助诊断、疗效检测与长期随访监测，但不能用于EC的早期诊断。

2　辅助检查

2.1　影像学检查

（1）食管造影检查：食管、胃钡餐造影X线透视或摄片检查是初诊断EC和胃食管交界部肿瘤最常用的方法，它简便、经济，能够清晰、直观展现EC的位置、长度及肿瘤部位的狭窄程度，特别是对颈段EC，能较准确测量肿瘤上缘与食管入口位置，判断手术安全切缘。同时，它能准确发现中晚期EC肿瘤破溃至周围结构形成的瘘，还能帮助外科医师术前了解食管替代器官胃的情况。气钡双重造影对比检查对发现早期细小病变较为敏感，并有助于提高食管胃连接部腺癌的诊断准确率。

（2）CT检查：颈、胸、腹部增强CT应作为EC术前的常规检查，主要用于EC临床分期、可切除性评价、手术径路的选择和术后随访。CT诊断EC的主要依据为食管管壁不规则增厚。正常食管管壁厚度约为3mm，若管壁厚度超过5mm则提示异常。CT在判断肝、肺等远处转移方面较B超、胸部X线更为准确。高分辨率CT可清晰显示食管周围及腹腔淋巴结。

（3）超声检查：可用于发现腹部重要器官及腹腔淋巴结有无转移，也用于颈深部淋巴结的检查。并能借助穿刺获取病理诊断，是判断颈部淋巴结常规的检查方式。

（4）MRI：MRI无放射性辐射，组织分辨率高，可以多方位、多序列成像，特别是高场强磁共振设备的不断普及和发展，使MRI扫描速度大大加快，可和CT一样完成薄层、多期相动态增强扫描，对病变侵犯范围、与周围器官的关系及淋巴结的检出率均有提高。

（5）PET-CT：^{18}F-脱氧葡萄糖正电子发射断层显像（FDG-PET/CT）在EC分期中的角色不断演变。EC新辅助化疗后，^{18}F-FDG的摄取值减少56%以上者常提示治疗有效，其敏感性为92.9%，特异性为60.4。目前，关于PET-CT在EC诊断中的应用，多数数据来自西方国家以腺癌为主的病例报道，对以鳞癌为主的病例尚缺乏系统研究。因此，有条件三级医院可对此开展MRI和PET-CT检查，并纳入相应临床研究。

2.2 细胞、组织病理学检查

（1）食管拉网细胞学检查：可作为高发区大面积普查监测的首选方法，阳性病例仍需接受纤维食管镜检查进一步定性和定位。该方法在我国应用至今已有40余年，但其敏感性较内镜筛查低50%，且患者依从性较差，故近年来已逐渐弃用，改用内镜筛查高危人群。

（2）纤维胃（食管）镜检查：是EC诊断中常规且必不可少的方法，现已逐渐成为具有吞咽困难症状患者的首选检查手段，其与CT检查相整合是诊断EC较为理想的方法，对EC的定性定位诊断和手术方案的选择有重要作用。目前建议通过内镜来早期诊断、治疗和随访EC，而不再只是建议对食管脱落细胞学检查阳性、X线检查阴性或难于肯定诊断的早期EC病例作食管镜检查。

(3) 食管内镜超声 (endoscopic ultrasound, EUS): 是评价EC临床T分期重要的检查手段, 准确性优于CT检查。EUS将EC分为黏膜层、黏膜肌层、黏膜下层、肌层和外膜, 在准确判断EC外侵程度方面有其优势。此外, 内镜超声在判断EC的化疗效果及吻合口或食管床复发方面亦有价值。但同时由于其对于15%~30%食管重度狭窄的患者无法窥及食管病变全貌, 使得其对此类局部晚期ECT分期帮助有限。

(4) 其他内镜检查方式: 除常规的普通内镜检查及超声内镜检查外, 对早期及癌前期病变, 还有许多特殊内镜检查可供选择, 其在表浅癌浸润深度的诊断上甚至优于超声内镜。色素内镜: 主要用于高发区高危人群EC的筛查, 可进一步提高食管镜的阳性检出率, 有碘染色法、亚甲蓝染色法。电子染色内镜: 通过特殊光学处理实现对食管黏膜的电子染色, 较白光内镜能更清楚地显示黏膜表面结构、微血管形态和病变范围, 又可弥补色素内镜的染色剂不良反应、染色耗时长等不足。放大内镜 (magnifying endoscopy): 放大内镜是在普通内镜的前端配置有一个可调焦距的放大系统, 可将食管黏膜放大几十甚至上百倍, 有利于观察组织表面显微结构和黏膜微血管网形态特征的细微变化, 尤其是在与电子染色内镜相结合时, 对黏膜特征的显示更为清楚，可提高早期EC诊断的准确性，指导治疗方式的选择。窄带成像技术（narrow band imaging，NBI）已广泛用于临床，结合放大内镜有助于更好地区分病变与正常黏膜及评估病变浸润深度，已成为早期EC内镜精查的重要手段。

（5）支气管镜检查：对癌变位于隆突以上的EC拟手术病例，应行支气管镜检查以明确气管、支气管有无受侵。

（6）锁骨上淋巴结活检：如锁骨上或颈部淋巴结肿大，可行穿刺或切取活检，以确定有无转移。

（7）胸腔镜、腹腔镜和纵隔镜检查：胸腔镜、腹腔镜和纵隔镜是评估EC分期的有效方法，与无创伤性检查比较，可更加准确判断EC局部侵犯、淋巴结及远处转移情况。腹腔镜检查是判断EC腹腔转移的有效方法，其敏感性可达96%。除此之外，胸腔镜和腹腔镜还可用来判断进展型EC患者新辅助治疗的效果。

2.3 影像技术的联合

前述检查方法各有利弊，将两项甚至多项整合运用以期互补，有助于外科医生更全面诊断，包括病理诊断，术前分期及判断肿瘤的可切除性。EUS整合CT可对EC治疗前分期进行较完整评估，以利外科医师判断。EUS整合PET-CT检查，是将目前对局部病灶、区域淋巴结、远处转移诊断的解剖成像及分子影像最先进方法加以整合，理论上是EC分期诊断最准确的。EUS在临床T分期及对肿瘤局部淋巴结转移的判断上优于PET-CT，PET-CT在对EC的远处转移判断上有优势。

第三节　食管分段和EC分类

1　食管的分段

2017年AJCC/UICC第八版食管及食管胃交界部癌TNM分期以肿瘤中心所在位置判定EC分段：①颈段食管：上自下咽，下达胸廓入口即胸骨上切迹水平。周围毗邻气管、颈血管鞘和脊椎。内镜下测量距上切牙15～20cm；②胸上段食管：上起胸廓入口，下至奇静脉弓下缘（即肺门水平之上）。其前面毗邻气管、主动脉弓的3个分支及头臂静脉，后面毗邻脊椎。内镜下测量距上切牙20～25cm；③胸中段食管：上起奇静脉弓下缘，下至下肺静脉下缘（即肺门水平之间）。其前方夹在两肺门之间，左侧与胸降主动脉为邻，后方毗邻脊椎，右侧游离直接与胸膜相贴。内镜下测量距上切牙25～30cm；④胸下段食管：上起下肺静脉下缘，下至食管交界处。内镜下测量距上切牙30～40cm。

为便于将起源于远端食管和贲门部的肿瘤进行分

类，UICC做出明确规定：累及食管胃结合部的肿瘤，肿瘤中心距离贲门≤2cm，按EC进行分期；肿瘤中心距离贲门>2cm，则按胃癌进行分期。

2 EC的大体分型

EC的发展过程中，形态学有明显改变，根据原发肿瘤大体标本的外观形态，可将EC分为早期和晚期两大类。早期EC：包括隐匿型、糜烂型、斑块型和乳头型。晚期EC：包括髓质型、蕈伞型、溃疡型、缩窄型和腔内型。

3 EC病理分型

详见第十章。

第四节 鉴别诊断

1 食管良性狭窄

食管化学性烧伤、反流性食管炎或其他炎症性病变引起的食管瘢痕狭窄。化学性烧伤以儿童及年轻人较多，一般有误服强酸或强碱病史。偶尔也见于自杀或精神异常主动口服化学性物质。反流性食管炎等原因引起的食管狭窄一般位于食管下段，常伴有食管裂孔疝或先天性短食管。鉴别主要靠食管镜及活检。

2　食管功能障碍性疾病

最常见的为贲门失弛缓症。主要症状为反复、间歇发作的吞咽困难，病程长。平均年龄一般较轻，食管造影常有典型表现。需要注意的是该类疾病有合并EC的可能，胃镜（食管镜）检查有助鉴别。

3　食管憩室

食管中段的憩室常有吞咽障碍、胸骨后疼痛等症状，而吞咽困难较少。食管憩室有发生癌变的机会，因此在诊断食管憩室时应避免漏诊。

4　食管结核

少见，可有吞咽困难，影像学表现为食管黏膜破坏，鉴别靠食管镜及活检。

5　食管其他肿瘤

以平滑肌瘤常见，一般症状较轻，X线检查表现为“涂抹征”，进一步鉴别主要靠食管镜检查EUS，一般不取活检。食管其他恶性肿瘤如食管肉瘤、食管黑色素瘤等，临床表现不易与EC鉴别，鉴别诊断依靠X线检查和食管镜检查。

第三章

EC治疗前临床分期

AJCC与UICC共同制定的恶性肿瘤TNM分期系统是目前世界上最广泛运用的肿瘤分期标准，目的在于了解疾病所处病程、根据病程制定治疗计划、判断患者预后、判断疗效，也是不同单位之间比较、交换信息的基础。其中，根据手术切除标本确定的病理分期pTNM是肿瘤分期的“金标准”。而临床分期cTNM是在治疗前通过有创或无创方法获取的所有临床信息进行的分期。对EC的术前分期主要是确定病变范围、有无远处脏器转移、淋巴结受累及周围组织局部侵犯，准确术前分期将有助于选择合理治疗方案，早期EC病人可接受根治性外科手术，晚期EC可进行姑息性外科手术或单纯放、化疗，同时可对不同治疗方案疗效进行对比观察。

根据新版国际EC TNM分期标准《2017年第8版》。TNM分期标准，包含了3个关键指标：T指原发肿瘤的大小，N指区域淋巴结的受累情况，M指远处转移的情况。第8版TNM分期标准的分期因素也包括癌细胞分化程度（G），鳞癌中肿瘤位置也是TNM分期的重要因素。

第一节　原发肿瘤（primary tumor，T）定义

T_x：原发肿瘤不能确定；

T_0：无原发肿瘤证据；

T_{is}：重度不典型增生，定义为恶性细胞未突破基底膜；

T_1：肿瘤侵犯黏膜固有层、黏膜肌层或黏膜下层；

T_{1a}：肿瘤侵犯黏膜固有层或黏膜肌层；

T_{1b}：肿瘤侵犯黏膜下层；

T_2：肿瘤侵犯固有肌层；

T_3：肿瘤侵犯食管外膜；

T_4：肿瘤侵犯食管邻近组织器官；

T_{4a}：肿瘤侵犯胸膜、心包、奇静脉、膈肌或腹膜；

T_{4b}：肿瘤侵犯其他邻近组织，如主动脉、椎体或气管。

第二节　区域淋巴结转移（regional lymph nodes，N）定义

N_x：区域淋巴结转移不能确定；

N_0：无区域淋巴结转移；

N_1：1~2枚区域淋巴结转移；

N_2：3~6枚区域淋巴结转移；

N_3：≥7枚区域淋巴结转移。

注：必须将转移淋巴结数目与清扫淋巴结总数并记录。

第三节　远处转移（distant metastasis，M）定义

M_0：无远处转移；

M_1：有远处转移。

第四节　肿瘤分化程度（grade of differentiation）定义

1　腺癌G分化程度

G_x：分化程度不能确定；

G_1：高分化癌：>95%肿瘤细胞为分化较好腺体组织；

G_2：中分化癌：50%~95%肿瘤细胞为分化较好腺体组织；

G_3：低分化癌：肿瘤细胞成巢状或片状，<50%有腺体形成。

注：如果对“未分化”癌组织的进一步检测为腺体组织，则分类为G3腺癌。

2 鳞状细胞癌分化程度

G_x：分化程度不能确定；

G_1：高分化，有明显的角化珠结构及较少量的非角化基底样细胞，肿瘤细胞呈片状分布，有丝分裂少；

G_2：中分化，呈现出各种不同的组织学表现，从角化不全到角化程度很低再到角化珠基本不可见；

G_3：低分化，主要是由基底样细胞组成的大小不一的巢状结构，内有大量中心性坏死；由片状或铺路石样肿瘤细胞组成的巢状结构，其中偶见少量的角化不全细胞或角化的细胞。

注：如果对“未分化”癌组织进一步检测为鳞状细胞组分，或如果在进一步检测后仍为未分化癌，则分类为G_3鳞癌。

第五节 第八版 EC TNM 分期（表 3-1~表 3-5）

表 3-1 食管腺癌病理分期

			N_0	N_1	N_2	N_3	M_1
	T_{is}	0					
T_{1a}	G_1		ⅠA	ⅡB	ⅢA	ⅣA	ⅣB
	G_2		ⅠB				
	G_3		ⅠC				
T_{1b}	G_1		ⅠB	ⅡB	ⅢA	ⅣA	ⅣB
	G_2						
	G_3		ⅠC				
T_2	G_1		ⅠC	ⅢA	ⅢB	ⅣA	ⅣB
	G_2						
	G_3		ⅡA				
	T_3		ⅡB	ⅢB	ⅢB	ⅣA	ⅣB
	T_{4a}		ⅢB	ⅢB	ⅣA	ⅣA	ⅣB
	T_{4b}		ⅣA	ⅣA	ⅣA	ⅣA	ⅣB

表 3-2 食管鳞癌病理分期

			N_0		N_1	N_2	N_3	M_1
			L	U/M				
	T_{is}	0						
T_{1a}	G_1		ⅠA	ⅠA	ⅡB	ⅢA	ⅣA	ⅣB
	G_{2-3}		ⅠB	ⅠB				
	T_{1b}		ⅠB		ⅡB	ⅢA	ⅣA	ⅣB
T_2	G_1		ⅠB	ⅠB	ⅢA	ⅢB	ⅣA	ⅣB
	G_{2-3}		ⅡA	ⅡA				

续表

T_3	G_1		ⅡA	ⅡA	ⅢB	ⅢB	ⅣA	ⅣB
	G_{2-3}		ⅡA	ⅡB				
	T_{4a}		ⅢB	ⅢB	ⅢB	ⅣA	ⅣA	ⅣB
	T_{4b}		ⅣA	ⅣA	ⅣA	ⅣA	ⅣA	ⅣB

表 3-3　食管腺癌临床分期

		N_0	N_1	N_2	N_3	M_1
T_{is}	0					
T_1		Ⅰ	ⅡA	ⅣA	ⅣA	ⅣB
T_2		ⅡB	Ⅲ	ⅣA	ⅣA	ⅣB
T_3		Ⅲ	Ⅲ	ⅣA	ⅣA	ⅣB
T_{4a}		Ⅲ	Ⅲ	ⅣA	ⅣA	ⅣB
T_{4b}		ⅣA	ⅣA	ⅣA	ⅣA	ⅣB

表 3-4　食管鳞癌临床分期

		N_0	N_1	N_2	N_3	M_1
T_{is}	0					
T_1		Ⅰ	Ⅰ	Ⅲ	ⅣA	ⅣB
T_2		Ⅱ	Ⅱ	Ⅲ	ⅣA	ⅣB
T_3		Ⅱ	Ⅲ	Ⅲ	ⅣA	ⅣB
T_{4a}		ⅣA	ⅣA	ⅣA	ⅣA	ⅣB
T_{4b}		ⅣA	ⅣA	ⅣA	ⅣA	ⅣB

表 3-5　EC 新辅助治疗后病理分期

	N_0	N_1	N_2	N_3	M_1
T_0	Ⅰ	ⅢA	ⅢB	ⅣA	ⅣB
T_{is}	Ⅰ	ⅢA	ⅢB	ⅣA	ⅣB
T_1	Ⅰ	ⅢA	ⅢB	ⅣA	ⅣB

续表

T_2	Ⅰ	ⅢA	ⅢB	ⅣA	ⅣB
T_3	Ⅱ	ⅢB	ⅢB	ⅣA	ⅣB
T_{4a}	ⅢB	ⅣA	ⅣA	ⅣA	ⅣB
T_{4b}	ⅣA	ⅣA	ⅣA	ⅣA	ⅣB

EC的区域淋巴结分组与编码详见第八章。

第四章

EC病人术前风险评估

第一节 EC病人术前检查与风险评估的关系

术前检查目的是了解病人EC病情和心、肺、肝、脑、肾等器官的功能状况，详细术前检查既是病情评估前提，也是风险评估基础。EC病人术前检查包括：实验室常规检查和血液生化检查；影像学检查；内镜检查；心肺功能检查等几大类。EC的检查方法与应用详见第二章：EC的诊断与鉴别诊断。

第二节 EC病人术前风险评估

EC病人术前风险评估是手术的重要一环，是围术期顺利康复的保障。EC在经过前述检查与分期评估后，基本可确定EC是否有手术适应证，但病人能否耐受手术，仍需进一步全方位术前评估。

详细全面病史收集是风险评估的第一步，如病人有慢性呼吸道疾病（慢阻肺、肺气肿、肺心病、哮喘等）、心脏病（3个月内心绞痛，6个月内心梗，既往心衰史，严重心律失常史）等病史，则需更加关注病人的心肺功能评估结果。若病人有慢性肝炎、肝硬化史；肾炎病史，各种原因导致肾功能不全病史等；高血压病史；糖尿病史；3个月脑出血或脑梗死病史等病史或合并上诉疾病，则需注意慢性病控制情况，必要时请相关科室会诊协助围手术期合并疾病评估与诊疗。此外，还需询问有无严重胸部外伤史、胸膜炎病史、开胸手术史、胸部放化疗史等病史。另外EC还需要特别关注进食状况、体重减轻程度，并行营养风险评估。

1 心血管疾病风险评估

心功能评价手段有主观症状、体征、静态心电图、平板运动心电图、运动心肺功能试验（附加十二导联心电图）、超声心动图、放射性核素心室造影、MRI、冠脉CT造影、心导管心室造影等。如患者心功能属于Ⅰ-Ⅱ级，日常活动后不出现心绞痛，一般能耐受手术。如患者日常活动后出现可疑心绞痛症状或心功能Ⅲ-Ⅳ级，则需要进一步做上述检查以明确病情严重程度。严重者则需做冠状动脉造影评估是否需要放置冠状动脉支架或冠状动脉旁路移植手术后再择期手术。如病人近6个月有心肌梗死病史，一般不建议手术，相对紧急手术也至少选择在4~6周后进行，否则风险很大。

高血压分为轻、中、重3级，轻度高血压（140~159 / 90~99mmHg）；中度高血压（160~179 / 100~109mHg）；重度高血压（≥180/110mmHg）。轻中度高血压在药物治疗后能将血压控制在正常范围内的患者手术风险较小。重度高血压伴有心、脑、肝、肾等器官的器质性病变者（如肾功能损害，肝硬化，脑出血等），术中术后出现心脑血管并发症风险较大。

严重心律失常者需恰当处理以减少手术风险。严重窦性心动过速（>160次/分）需纠正其潜在病因（如缺氧、心衰等）；Ⅱ度Ⅱ型或Ⅲ度房室传导阻滞、三束支阻滞、病窦综合征和有阿-斯综合征等患者，需术前置放临时心脏起搏器。严重室上性和室性心律失常（>5次/min），术前需用药物予以控制以减少手术风险。阵发性心律失常导致心室率超过160次/分或心房颤动导致心室率>100次/分会致心室充盈和排空状况不佳，从而导致心功能下降，因此，也需控制心室率在80~100次/分为宜。

2 呼吸道疾病风险评估

肺功能的评价手段包括静态和动态两种手段。静态检查包括屏气试验，肺功能检查，血气分析等检查。动态检查包括：简单爬楼梯试验，运动心肺功能检测等。一般情况下，如果病人既往健康，无重要器官疾病史，做常规静态肺功能评价即可。如果肺通气功能正常（VC% >80%，FEV>2.0L，FEV_1%>70%，DLc% >70%），一般可耐受手术。轻中度异常时（VC% =60%~80%，FEV_1=1.2 - 2.0L，FEV% =40%~70%，DLc%=40%~70%），要根据病人的具体情况具体分析决定，这类病人一般可耐受食管手术，但术后肺部并发症发生风险会增高。重度肺功能异常者，术后并发症风险高，需谨慎评估，一般不建议立刻手术，需积极治疗肺部并发症及调理肺功能后再行评估。如静态肺功能检查有异常，则做进一步检查和评估，可加做爬楼梯试验或运动心肺功能检查。若能连续不休息爬楼4~5层，一般认为可耐受手术。简单爬楼梯试验可粗略反映心肺功能状况，但难准确评价患者的心肺功能和预测术后的风险。有条件情况下，还应加做运动心肺功能检查。运动心肺功能指标中VO_2max（kg/min）20mL为正常；15~19.9mL为轻中度异常；10~14.9mL为中重度异常。研究显示其与FEV_1具有显著相关性。较多文献报告VO_2max（kg/min）>20mL可耐受三切口手术，15~19.9mL可耐受微创食管手术，当VO_2max<10mL（kg/min）不能耐受手术。

3 肝功评估

肝功评估检查包括转氨酶、胆红素代谢，蛋白质合成代谢，脂肪分解代谢等数项指标，还有肝脏彩超检查评估有无肝硬化等病变。目前一般使用Child-Pugh分级进行肝功评估。一般当肝功B级及C级（>7分）时手术风险增加，建议先保肝治疗至肝功A级（5~6分）时再手术。

4 肾功评估

肾功检查项目包括：尿常规（尿比重，尿蛋白，尿糖等），肾功能全项（BUN，Cr，Cr清除率等）。对轻度肾功受损，一般可耐受较大胸部手术，但对中、重度以上肾功受损者，建议请相关专业医师会诊与评价以确定能否手术治疗。

5 营养状况评估

如病人能进半流食，且消瘦不明显，一般情况下病人的营养状况在正常水平。如病人只能进流食且时间长达两周以上，则患者体重会有所下降，营养状况会受明显影响。此时，应行术前营养状况评估，目前国内外主流使用的营养评估量表如下：营养风险筛查评分简表（Nutrition Risk Screening Score Short Form，NRS2002）、患者主观整体评估（patient-generated subjective global assessment，PG-SGA）、欧洲临床营养与代谢学会的共识（the 2015 consensus statement by the

European Society for Clinical Nutrition and Metabolism, ESPEN 2015）及营养不良问题全球领导倡议表（Global Leadership Initiative on Malnutrition，GLIM）。对营养状态不佳的病人术前应适当补充各种营养物质，包括水、电解质、糖、微量元素、维生素、氨基酸和脂肪乳等，通过肠内和/或肠外营养支持一段时间后再手术有利于围术期康复。

通过前述二章和本章各项检查，即可明确EC是否耐受手术做出评价，据此制定一个正确有效和个体化的整合治疗方案。

第五章

可切除EC的手术治疗原则

第一节 胸段EC及胃食管交接区癌的治疗原则（表5-1）

表5-1 胸段EC及胃食管交接区癌的治疗原则

临床分期		治疗措施推荐Ⅰ	治疗措施推荐Ⅱ
临床0期	cT_{is}	内镜下切除	
临床Ⅰ期	cT_{1a} cT_{1b}	内镜下切除 手术切除	
临床Ⅱ–Ⅲ期	cT_1N_1 cT_2N_0	手术切除	
	cT_3N_0 $cT_{2-3}N_1$ $cT_{1b-3}N_2$	新辅助同步化疗+食管切除术 新辅助同步放化疗+EC根治术	手术切除+术后辅助治疗
临床ⅣA期	$cT_{4b}N_{1-2}$	新辅助同步放化疗，如能做到根治性切除术，可考虑手术 新辅助化疗，如能做到根治性切除，可考虑手术治疗	

第二节　颈段EC的治疗原则（表5-2）

表5-2　颈段EC的治疗原则

临床分期		治疗措施Ⅰ	治疗措施推荐Ⅱ
临床0期	cT_{is}	内镜下切除	
临床Ⅰ期	cT_{1a} cT_{1b}	内镜下切除 手术切除	
临床Ⅱ期	cT_{1b-3}，N_0	食管切除术 （不需切喉） 根治性同步放化疗+化疗	食管切除术 （必要时切喉）
临床Ⅲ期及以上	$cT_{1b-c}T_2$， N+ or $cT_{3-c}T_{4a}$， any N	根治性同步放化疗+化疗	新辅助治疗+食管切除术 （必要时切喉）

原发肿瘤的T分期，根据肿瘤侵犯深度分别为：cT_{1a}（肿瘤侵犯黏膜层），cT_b（黏膜下层）、cT_2（固有肌层）、cT_3（外膜层）、cT_4（肿瘤突破外膜侵犯胸膜、奇静脉、膈肌和心包等可切除器官）和cT_{4b}（肿瘤侵犯大血管、脊柱、气管等不可切除器官）。术前T分期主要依靠胸部增强CT、颈部增强CT、上消化道内镜、内镜超声等。N分期指局域性淋巴结的评判，cN_1（1~2枚淋巴结转移），cN_2（3~6枚淋巴结转移），cN_3（7枚以上淋巴结转移）。术前N分期检查手段为：胸腹部增强CT和PET-CT；M指远处脏器转移，cM_0（无远处脏器转移），cM_1（远处脏器转移）。检查手段为：胸腹

部增强CT，PET-CT、MRI等。

（1）通常选择内镜下切除（ER）：对T_{is}和T_{1a}内镜治疗前，需结合病变范围（环周程度）、长度、肿瘤分化程度、有无脉管侵犯、有无可疑淋巴结等整合评估。ER后病理提示黏膜下浸润深度>200μm，淋巴管或血管浸润、低分化或未分化癌、垂直切缘阳性需追加手术治疗，拒绝手术或不耐受手术者可行同步放化疗或单纯放疗。

（2）可切除的食管或食管胃交界癌：侵犯黏膜下层（T_{1b}）或T_2的肿瘤通常选择直接手术治疗；T_2以上或伴有多个淋巴结转移T_b者可考虑新辅助治疗后再予以手术，目前新辅助化疗与新辅助放化疗均可用于术前辅助治疗，无充分证据证明术前放化疗优于术前辅助化疗，需考虑患者年龄和身体状况等选择术前辅助治疗方式。

（3）不可切除的食管或食管胃交界癌：T_{4b}肿瘤累及心脏、大血管、气管、椎体或邻近腹腔器官，包括肝脏、胰腺和脾脏，是不可切除的，伴有远处转移（包括非区域淋巴结及Ⅳ期）患者考虑为不可切除。颈段放化疗效果与手术疗效的评估目前无充分证据证实手术后患者将获得比放化疗更久的长期生存，因此手术原则必须考虑患者生活质量，对早期无淋巴结转移的颈段EC患者，充分评估能保喉情况下，可考虑手术治疗，对根治性放化疗失败者，也可考虑追加挽救性手术。

（4）可选术式包括：Ivor-Lewis食管胃切除术（经腹+经右胸手术），McKeown食管胃切除术（经腹+经右胸+颈部吻合术），微创Ivor Lewis食管胃切除术（经腹+经右胸手术），微创McKeown食管胃切除术（经腹+经右胸+颈部吻合术），纵隔镜+腹腔镜下食管胃切除术+食管胃颈部吻合术（经腹+颈部吻合术），机器人微创食管胃切除术，左胸或胸腹联合切口颈部或胸部吻合。可采用替代器官：胃（首选），结肠，空肠。

（5）淋巴结清扫：颈部无可疑肿大淋巴结，胸中下段EC建议行胸腹扩大二野淋巴结清扫（常规胸腹二野+上纵隔，特别是双侧喉返神经链淋巴结），颈部有可疑肿大淋巴结和胸上段EC推荐颈胸腹三野淋巴结清扫（双下颈及锁骨上+上述扩大二野淋巴结）。胸部建议清扫的淋巴结组数为：右喉返神经旁、左喉返神经旁、上段食管旁、胸主支气管旁淋巴结、隆突下、中段食管旁区域、肺门旁、下段食管旁、膈肌上；腹腔区域建议清扫的组数为：贲门右、贲门左、胃小弯、胃左动脉旁、肝总动脉干淋巴结、腹腔动脉周围淋巴结、脾动脉近端淋巴结。对于食管胃交界部癌，Siewert Ⅰ型建议参照EC治疗；Siewert Ⅲ型建议参照胃癌治疗；Siewert Ⅱ型治疗争议较大，目前更多是由胸外科和胃肠外科医生的习惯和对每种术式的熟练程度决定。术前未接受过新辅助治疗的患者行EC或食管胃交界部癌切除术时应清扫至少15个淋巴结以得到充分的淋巴结分期。

（6）新辅助治疗后建议的手术时机是在患者身体条件允许情况下，放化疗结束后4~8周，化疗结束后3~6周。对拒绝手术或不能耐受手术者，可选择根治性同步放化疗、单纯放疗等。

（7）对可疑累及周围器官但未明确 cT_{4b}，建议先行新辅助治疗，再进行肿瘤二次评估，对可根治性切除者手术治疗，不能切除者继续完成根治性同步放化疗。

（8）术后辅助治疗：R_1或R_2切除的患者术后予以辅助放疗；R_0切除患者若术后病理提示淋巴结阳性或淋巴管、脉管受侵则给予辅助治疗。

— 第六章 —

机器人EC切除

经十余年发展，微创食管切除术（minimally invasive esophagectomy，MIE）已成为目前临床上EC外科治疗的主要术式。相比开胸食管切除术，MIE在保证肿瘤学效果相当的同时，可有效降低术后心、肺并发症发生率，缩短住院时间，减少手术花费，改善术后生活质量。2003年，Horgan等首先报告经食管裂孔机机器人辅助食管切除术（robot-assisted esophagectomy，RAE）。近年来，RAE越来越多地在临床上开展。

第一节　基本定义

RAE指在机器人辅助下完成的MIE。由于食管切除涉及多个区域，并需考虑消化道重建及学习曲线等问题，因此目前阶段RAE也包括下面3类：

（1）机器人辅助腹部操作+经食管裂孔途径食管切除术；

（2）机器人辅助胸部+腹腔镜或开放食管切除术：包括复合机器人辅助经右胸-腹正中二切口和复合机

器人辅助经右胸-腹正中-颈部三切口；

（3）胸腹全机器人辅助食管切除术：包括全机器人辅助经右胸-腹正中二切口和全机器人辅助经右胸-腹正中-颈部三切口。

第二节 适应证

RAE的适应证等同于传统腔镜辅助下MIE。要求患者一般情况好，无严重并发症，心肺功能可耐受单肺通气和开胸手术。对具有丰富EC微创手术经验的术者，RAE学习曲线较短，初期除早期EC外，可尝试对进展期EC施行RAE。

第三节 手术路径选择

与传统食管切除术相同，RAE主要分为经食管裂孔路径和经胸路径，主要包括右胸-上腹入路（Ivor-Lewis术）和左颈-右胸-上腹入路（Mckeown术）。不同的手术路径在手术适应证、手术操作、术中术后并发症、术后康复及肿瘤学效果等方面各有优劣。机器人辅助经食管裂孔路径食管切除术主要应用于食管腺癌，可以避免胸部操作，减少术后胸部疼痛等，术中出血更少，从而缩短术后住院时间，加速术后恢复，明显降低术后肺部并发症发生，应用于既往有胸部手术史或肺功能下降等不宜采用经胸途径的EC患者。传统腔镜下 Ivor-Lewis 术，由于器械角度限制，手工缝合费时费力，多采用器械吻合，在吻合效果不满意时，追加缝合也难以达到确切满意的效果。机器人技术借助三维高清视野、“内手腕”器械的使用及震颤过滤增加了胸内食管胃手工吻合的可行性，但术后并发症发生率及淋巴结清扫效率与传统腔镜下 Ivor-Lewis 术相比并无差异。机器人技术对提高 Mckeown 术淋巴结清扫效率有一定优势。传统腔镜下行上纵隔淋巴结清扫受限于器械及操作空间，局部区域暴露困难；机器人辅助下术者可清晰暴露胸顶部，操作过程也更加精细安全。多项针对机器人与传统腔镜辅助下 Mckeown 术的对比研究结果均显示，前者可清扫更多淋巴结特别是上纵隔淋巴结。在提高双侧喉返神经旁淋巴结清扫效率的同时，不增加术后喉返神经麻痹发生率。

RAE 采取何种手术路径需参考术者经验及肿瘤生物学特点。经右胸路径目前仍是 EC 外科治疗首选，尤其对于食管鳞状细胞癌患者。相比传统腔镜手术，机器人辅助 Ivor-Lewis 术更具操作优势，机器人辅助 Mckeown 术可获更好上纵隔淋巴结清扫结果。

第四节　麻醉及体位

RAE 的麻醉方式和手术体位与传统腔镜辅助下食

管切除术相似。全身麻醉气管插管时，Mckeown术更多选择单腔气管插管+人工气胸，必要时附加阻塞导管进行单肺通气，有利于气管食管沟区域的暴露及术中肺功能的保护。而Ivor-Lewis术在胸部操作时需要置入吻合器并行有效单肺通气，因此，更多中心选择双腔气管插管。

胸部手术体位主要包括左侧卧位和俯卧位。由于更接近经典手术体位，很多中心在完成Ivor-Lewis术时采用左侧卧位。Trugeda等采用俯卧位进行Ivor-Lewis术，借助重力更好地暴露食管，避免触碰肺脏，并获得更清晰的无血视野。Mckeown术时多采用俯卧位或侧俯卧位，利于暴露后纵隔结构，便于纵隔淋巴结清扫，相对于侧卧位可减少术中出血和术后肺部并发症。腹部手术多采用仰卧位、头高脚低、左侧抬高，利于胃网膜血管的游离，处理胃短血管及脾门区结构时也更加方便。

第五节　Trocar位置

Trocar的位置设置主要依据术者经验及个人偏好。在胸部一般按直线分布，在腹部按三角形分布，机械臂之间相隔一定距离以免互相冲突。

胸部操作时，一般置入3~4个机械臂。Ivor-Lewis术常设置4个机械臂，1个观察孔和3个操作臂的模式更有利于游离食管及完成胸部吻合。侧卧位四臂法中，观察孔设置于腋前线第5肋间，机械臂分别设置于腋前线第3肋间、腋后线第8肋间及腋后线后方第10肋间，于肋缘附近第7肋间另设置助手辅助操作孔。Mckeown术胸部操作患者多取侧俯卧位，Trocar的位置整体向脊柱侧靠近。Chao等在胸部操作时采用四臂模式，认为借助术者控制的第3个机械臂，能完成良好稳定的暴露，淋巴结清扫安全易行，特别是清扫左喉返神经旁淋巴结更具优势。通常情况下，在左手操作臂的左侧设置第3个操作臂，有利于牵引食管，但有时也会与第2操作臂或脊柱冲突。因此，如果患者食管整体偏向左侧纵隔，建议将第3操作臂置于右手操作臂右侧，同时将其他机械臂下移一个肋间。

胸部采用三臂法操作时，观察孔一般置于腋后线第6肋间，机械臂置于腋中线第3肋间及腋后线第9肋间，于腋前线第5~7肋间另设置辅助操作孔。同时，可在肩胛间区第4肋间设置 穿刺食管悬吊线，以帮助暴露左喉返神经旁区域。四臂法Trocar的设置似“笑脸”状，观察孔置于脐下，3个机械臂及辅助操作孔分布于腹部两侧。三臂法观察孔置于脐旁2cm，2个机械臂以等腰三角形分布于观察孔两侧，另于右腹部机械臂附近设置2个辅助操作孔。

第六节　RAE手术非计划事件

EC手术操作常涉及颈、胸、腹3个区域，手术步骤多、技术要求高。手术操作过程中发生的术前不能预先判定的意外事件被定义为术中非计划事件，包括胸腔粘连、腹腔粘连、术中出血、气道损伤及神经损伤等。此类术中非计划事件会不同程度地影响预后。常见术中非计划事件的预防和处理如下：

1　胸腔和/或腹腔粘连

术前仔细询问病史，了解既往有无胸腔和腹部手术史、胸膜炎病史等可能引起胸腔和/或腹腔严重粘连的因素。

2　穿刺器刺破肺组织

因胸膜腔粘连或粗暴穿刺引起肺组织破裂，可出现大小不等的肺破口。除不同程度的出血外，当肺破口较大或CO_2气胸管已接通穿刺器时，可因高压CO_2气流直接入肺而发生不明原因血压骤升。此时，麻醉机监测仪提示CO_2压力迅速上升。

3　喉返神经断裂

左侧喉返神经因其在胸腔内走行较长且上纵隔操

作空间狭小，更易发生误伤断裂，术者应谨慎操作。利用机械臂灵活性完成断裂后缝合重建，或可修复损伤神经的功能，但其结果待长期随访数据佐证。

4 气管损伤

多因能量平台使用不当导致。在清扫左侧喉返神旁淋巴结时，需要助手持抓钳压迫气管膜部帮助暴露，若用力过大可致气管膜部穿孔。此时，应立刻停止CO_2气胸，嘱麻醉医师暂时脱开气管插管、停止呼吸机供氧，维持肺萎陷状态，迅速缝合穿孔处。

5 术中出血

RAE术中易出血部位多见于支气管动脉、主动脉食管营养支、胃左动脉及脾动脉。术者应在熟悉解剖层次的基础上谨慎操作，必要时采用钛夹或Hemo-lock夹闭。如腔镜下止血困难，应果断中转开放手术。

6 R2切除

术者于术前应对食管原发肿瘤外侵程度及转移淋巴结彻底切除可能性做出准确判断，尽可能避免姑息手术。推荐采用新辅助同步放化疗或新辅助化疗联合手术提高进展期EC的根治性切除率及治疗效果。

7 术中心肺功能障碍

对于术前合并哮喘、药物过敏史、心律失常及冠心病的患者，应做好全面评估和应急预案。术中出现心肺功能障碍且经积极处理后呼吸及循环功能仍旧不稳定时，应果断终止手术。

RAE术中非计划事件会不同程度影响手术顺利进行，可能增加术后并发症发生率；度过学习曲线后，术中非计划事件发生率会明显下降；应该严格遵循安全、根治、微创的外科学和肿瘤学原则，尽可能避免术中非计划事件发生，果断处理并最大程度减少其带来的危害。

第七章

腔镜EC切除及吻合方式

尽管多学科整合诊疗（MDT to HIM）对于提高EC的疗效得到了越来越多的重视和认可，但在可切除EC的治疗中，外科手术切除仍占据核心地位。同时实施根治性淋巴结清扫术的食管切除术，能显著改善EC的控制效果和生存。然而，实施根治性淋巴结清扫术的食管切除术是侵入性最强的上消化道手术之一，开胸手术（右胸+腹部开放）的患者有近一半出现肺部并发症需延长住院治疗，并因此影响了恢复期的生活质量。因此，通过胸腔镜或腹腔镜方法实施食管切除术是一种非常有吸引力的手术。目前，EC微创治疗已深入人心，国内大部分中心均能熟练开展微创EC手术。随着腔镜技术逐步推广，其治疗经验也在不断积累。

第一节 EC微创手术的适应证和禁忌证

随着腔镜微创外科的不断发展，微创食管切除术（Minimally Invasive Esophagectomy，MIE）的适应范围越来越广，可切除早中期局部EC均可在腔镜下完成切除：①ⅠA期早期ECESD术后病理有脉管侵袭或肿瘤累及黏膜肌层与黏膜下层，腔镜下食管切除术可作为其补充术式；②对行新辅助治疗后EC尽管有一定组织粘连，也可行腔镜切除，且术后短期并发症及5年生存率无明显差别；③MIE还具有某些特殊的适应证：如不能耐受开放性手术者；晚期EC的姑息性手术等。

微创手术禁忌证与开放食管切除（Open esophagectomy，OE）手术较为相似，传统OE禁忌证一般也是MIE的禁忌证，主要包括：因心肺功能不全无法耐受术中麻醉及单肺通气；由于严重胸膜粘连影响腔镜下肿瘤与淋巴结的分离；有其他严重的心肺疾病等。值得注意的是，局部晚期肿瘤如T_4期累及周围结构或发生远处转移可考虑新辅助治疗降期后再评估手术可能性。另外，高龄并不是微创食管切除术的绝对禁忌证，在对患者进行评估并掌握指征，高龄患者也能得到很好预后。总之，MIE禁忌证随着微创手术技术的发展变得越来越少。

第二节　EC微创手术方式

随着微创手术技术的发展，MIE手术方式也越来越多样化。从最早的腹腔镜联合胸部小切口为主，发展到后来的胸腹腔镜联合颈部小切口（胃食管颈部吻合，McKeown MIE）、胸腹腔镜联合EC切除（胃食管胸内吻合，Ivor-Lewis MIE）、经纵隔镜手术及机器人辅助下的EC切除术（RAE）等。外科医生应根据肿瘤和身体的具体情况及术者本身掌握各术式的娴熟程度决定最佳术式，使患者获得最佳疗效。现将目前应用较广泛的这几种EC微创术式介绍如下，机器人辅助EC切除术则另有章节单独介绍：

1 胸腹腔镜联合颈部小切口EC切除术

即McKeown MIE，主要步骤为：在单肺通气或双肺通气结合人工气胸条件下，患者取左侧卧位或左侧俯卧位，胸腔镜下完成食管游离（向上至锁骨下动脉平面，向下暴露食管裂孔），以及右上纵隔淋巴结清扫；然后，将患者改为俯卧位在腹腔镜下完成胃的游离、管状胃的制作和腹部区域淋巴结的清扫；最后经左胸锁乳突肌前颈部切口，游离切断食管，将管状胃上提至颈部经小切口行胃食管吻合。该术式操作时，需特别注意保护颈部血管和喉返神经。此外，由于吻合口位于颈部，吻合口的张力相对较大，术后发生吻合口瘘风险较高。

2 全胸腹腔镜联合下EC切除术

即Ivor-Lewis MIE，主要步骤为：患者首先取仰卧位，进入腹腔，检查腹腔肿瘤侵犯以及淋巴结侵犯情况，完成胃游离与淋巴结清扫后，改变患者为左侧卧位或左侧俯卧位行胸腔镜下食管切除及胸部淋巴结清扫，最后将管状胃经食管裂孔提至胸腔完成胸内胃食管吻合。该手术优点是术中出血量少，胸内吻合使吻合口张力小，管状胃血供好，术后吻合口发生率较低，这一结论也在部分研究中得到验证。另外对于侵犯贲门的胃食管交界处肿瘤可能需要切除大部分胃，可用该术式进行吻合以保证残端胃能与食管进行吻合。但该术式也有手术时间较长，清扫双侧喉返神经旁淋巴结技术难度较大等缺点。

3　经颈纵隔镜EC切除术

取左颈胸锁乳突肌前缘切口，应用电视纵隔镜经颈部切口对颈、胸中上段食管进行游离，夹闭主动脉发出的分支血管后，将其切断或电灼处理，直至下肺静脉水平，同时清扫食管周围和纵隔淋巴结。随后，腹腔镜下游离胃，切断并关闭贲门部，将食管从颈部切口拉出。制作管状胃并将其送至颈部，行食管胃底吻合。该术式操作不必开胸，减轻术后疼痛，利于恢复。但操作空间较小，手术时间更长，若肿瘤侵犯食管外膜或纵隔淋巴结融合明显，将加大切除难度。

第三节 EC吻合方式

目前EC根治术仍是EC整合治疗的基石，吻合口瘘是EC手术最主要也是致死率最高的并发症之一。目前研究显示吻合口瘘在纵隔和OE中发生率基本接近。EC的吻合方式多种多样，包括颈部/胸内吻合、胸骨后/食管床吻合、手工/器械吻合、端端/端侧/侧侧吻合等方式，但何种吻合方式最佳目前尚无定论。

1 颈部吻合与胸部吻合

早期开展MIE时，由于吻合技术的限制，大部分患者均进行颈部的胃食管吻合，特别对于食管中、下段癌患者，颈部吻合增加了正常食管的切除长度，虽然可能保证了一定的肿瘤学切除疗效，但衍生出了诸多术后并发症，如吞咽功能损伤、胃食管反流、颈部吻合口狭窄等。此外，颈部吻合本身即具有较高的吻合口瘘和狭窄发生率。在解决了胸腔镜下胃食管胸内吻合的技术问题后，对中下段EC及胃食管交界EC患者，基于上腹右胸（Ivor-Lewis）的微创手术方式，已逐渐成为标准术式。因此，基于现有文献，胸内吻合可能具有更低的吻合口瘘发生率。

2 胸骨后吻合与食管床吻合

来自复旦大学附属肿瘤医院的研究表明，胸骨后吻合重建方式是目前最短的路径，能够显著降低并发症，这一结论在该团队的解剖模型上也得到了进一步证实。

3 手工吻合与器械吻合

目前来说，手工吻合与器械吻合这两种方式均是安全、可行的。

4 端端吻合、端侧吻合与侧侧吻合

一项荷兰的前瞻性随机试验表明，与端端吻合相比，端侧吻合有较低的吻合口狭窄率与吻合口瘘发生率，而使用端端吻合患者患肺炎的概率较低，且住院时间较少。然而，一项来自中国学者的回顾性研究对比端端与端侧吻合在MIE中的效果，效果显示两组在吻合口瘘，吻合口狭窄，术后反流等方面均无显著性差异，而端端吻合在术后胃扩张率方面比端侧吻合略低。而最近的一项来自Eso Benchmark数据库的研究分析了MIE吻合方式与患者死亡率之间的关系，结果显示颈部吻合与胸内吻合的吻合口瘘发生率相似，但颈部线型端端吻合与其他吻合方式比，有最低的失败率。另有文献报道，采用侧侧吻合的术后并发症与端侧吻合相似，也是一种安全、有效的吻合方式。

总的来说，尽管在MIE吻合方式、吻合路径等方面不断创新、发展，还有很多值得深入研究的地方。同时，考虑到这种复杂外科手术的漫长学习曲线，在有经验的EC诊疗中心，应尽可能多地开展这方面的研究，总结出适合国人的最佳手术方式，造福广大的EC患者。

第八章

EC系统性淋巴结清扫方法与原则

第一节 EC淋巴结分组标准

1 国际UICC/AJCC第8版EC TNM分期的区域淋巴结分站

第1R组：右侧颈部气管旁淋巴结，右侧锁骨上区气管周围至右肺尖部区域；

第1L组：左侧颈部气管旁淋巴结，左侧锁骨上区气管周围至左肺尖部区域；

第2R组：右侧上段气管旁淋巴结，头臂动脉下缘与气管交汇处至右肺尖部区域；

第2L组：左侧上段气管旁淋巴结，主动脉弓上缘至左肺尖部区域；

第4R组：右侧下段气管旁淋巴结，头臂动脉下缘与气管交汇处至奇静脉上缘区域；

第4L组：左侧下段气管旁淋巴结，主动脉弓上缘至隆突水平区域；

第7组：隆突下淋巴结，气管隆突下区域；

第8U组：胸上段食管旁淋巴结，肺尖部至气管分叉区域；

第8M组：胸中段食管旁淋巴结，气管分叉至下肺静脉下缘区域；

第8Lo组：胸下段食管旁淋巴结，下肺静脉下缘至食管胃交界部；

第9R组：右侧下肺韧带淋巴结，右侧下肺韧带内；

第9L组：左侧下肺韧带淋巴结，左侧下肺韧带内；

第15组：膈肌旁淋巴结，膈肌顶至膈肌脚区域；

第16组：贲门旁淋巴结，紧邻食管胃结合部区域；

第17组：胃左淋巴结，沿胃左动脉走行区域；

第18组：肝总淋巴结，紧邻肝总动脉近端区域；

第19组：脾动淋巴结，紧邻脾动脉近端区域；

第20组：腹腔干淋巴结，腹腔动脉根部区域；

颈部Ⅵ区及Ⅶ区淋巴结参照头颈部肿瘤区域淋巴结分站标准：

Ⅵ区：为中央区淋巴结，带状肌覆盖区域，上界为舌骨下缘，下界为胸骨上缘，两侧颈总动脉（和颈内静脉）为两边界，前界为深筋膜的浅层，后界为深筋膜的深层，包括喉前淋巴结（Delphian淋巴结）、气管周围淋巴结、甲状腺周围淋巴结，咽后淋巴结；

Ⅶ区：为胸骨上缘至主动脉弓上缘的上纵隔区。有学者认为，该区域位于颈部以外，不属于颈淋巴结组，但该区的淋巴结与甲状腺癌、下咽癌以及颈段EC的转移密切相关，因此，学术界已普遍接受该区分法。

2 日本JES第11版EC分期的淋巴结分站

日本食管学会（The Japan Esophageal Society，JES）关于EC的分期系统主要针对食管鳞癌，对外科手术方案及放疗靶区规划均具有一定指导意义，对我国广大食管鳞癌患者具有参考价值。

（1）颈部淋巴结：颈浅淋巴结（No.100），左侧颈段食管旁淋巴结（No.101L），右侧颈段食管旁淋巴结（No.101R），颈深淋巴结（No.102），上部颈深淋巴结（No.102up），中部颈深淋巴结（No.102mid），咽后淋巴结（No.103），左侧锁骨上淋巴结（No.104L），右侧锁骨上淋巴结（No.104R）；

（2）胸部淋巴结：胸上段食管旁淋巴结（No.105），胸段气管旁淋巴结（No.106），喉返神经旁淋巴结（No. 106rec），左侧喉返神经旁淋巴结（No.106recL），右侧喉返神经旁淋巴结（No.106recR），气管前淋巴结（No. 106pre），气管支气管淋巴结

（No.106tb），左侧气管支气管淋巴结（No.106tbL），右侧气管支气管淋巴结（No.106tbR），隆突下淋巴结（No.107），胸中段食管旁淋巴结（No.108），左侧主支气管旁淋巴结（No.109L），右侧主支气管旁淋巴结（No.109R），胸下段食管旁淋巴结（No.110），膈上淋巴结（No.111），后纵隔淋巴结（No.112），胸主动脉前方淋巴结（No.112aoA），胸主动脉后方淋巴结（No.112aoP），下肺韧带旁淋巴结（No.112pul），动脉韧带旁淋巴结（No.113），前纵隔淋巴结（No.114）；

（3）腹部淋巴结：贲门右淋巴结（No.1），贲门左淋巴结（No.2），胃小弯淋巴结（No.3），沿胃左动脉分支的胃小弯侧淋巴结（No.3a），胃右动脉第二分支远端的胃小弯淋巴结（No.3b），胃大弯沿胃短动脉旁淋巴结（No.4sa），胃大弯沿胃网膜左动脉淋巴结（No.4sb），胃网膜右动脉旁淋巴结（No.4d），幽门上淋巴结（No.5），幽门下淋巴结（No.6），胃左动脉旁淋巴结（No.7），肝总动脉前上淋巴结（No.8a），肝总动脉后淋巴结（No.8p），腹腔干淋巴结（No.9），脾门淋巴结（No.10），脾动脉近端淋巴结（No.11p），脾动脉远端淋巴结（No.11d），肝十二指肠韧带内淋巴结（No.12），胰头后淋巴结（No.13），肠系膜上动脉旁淋巴结（No.14A），肠系膜上静脉旁淋巴结（No.14V），结肠中动脉旁淋巴结（No.15），腹主动脉裂孔旁淋巴结（No.16a1），腹腔干与左肾静脉之间腹主动脉旁淋巴结（No.16a2），左肾静脉下缘至肠系膜下动脉上缘之间腹主动脉周围淋巴结（No.16b1），肠系膜下动脉上缘至腹主动脉分叉之间腹主动脉周围淋巴结（No.16b2），胰头前淋巴结（No.17），胰腺下缘淋巴结（No.18），膈下淋巴结（No.19），膈肌食管裂孔旁淋巴结（No.20）。

3 EC胸部淋巴结分组（中国标准）

结合目前国际通用情况及我国临床现实，基于AJCC联合UICC标准和JES标准，提出EC胸部淋巴结分组中国标准，更符合我国临床现实需要，简明清晰、易于操作。采用“C”表示中国标准，“2”表示胸部淋巴结。

第C201组：右侧喉返神经旁淋巴结；

第C202组：左侧喉返神经旁淋巴结；

第C203组：胸上段食管旁淋巴结；

第C204组：气管旁淋巴结；

第C205组：隆突下淋巴结；

第C206组：胸中段食管旁淋巴结；

第C207组：胸下段食管旁淋巴结；

第C208组：下肺韧带淋巴结；

第C209组：膈肌旁淋巴结。

第二节　系统性淋巴结清扫

在2000年以前我国EC外科治疗的主要入路以左胸入路为主，但由于左胸存在主动脉弓遮挡和弓上三角狭小的原因，导致上纵隔淋巴结清扫不完全，EC左胸入路治疗后的下颈部和上纵隔区域淋巴结复发率高达30%~40%，严重影响患者长期生存。随着近年我国EC规范化治疗的进步和EC胸、腹腔镜微创手术的推广应用，右胸入路逐渐增多并成为主流术式。右胸入路由于没有主动脉弓的遮挡，胸部淋巴结清扫较为彻底。相比较左胸入路来说，经右胸入路行完全/扩大胸、腹二野或颈、胸、腹三野淋巴结清扫可降低术后颈部和胸部淋巴结转移复发率，明显提高患者5年生存率。

淋巴结清扫方法及原则：

（1）手术入路及淋巴结清扫策略需由食管外科经验丰富的胸外科医师评估后判定，以达到包括原发肿瘤及区域淋巴结在内的根治性切除目标；

（2）EC根治术宜采用右胸入路，并清扫所有分组淋巴结，尤其应重视左、右侧喉返神经旁淋巴结清扫；

（3）《食管癌规范化诊疗指南》、第8版AJCC联合UICC EC TNM分期系统及2016版美国国立综合癌症网络（NCCN）EC及食管胃结合部癌诊断与治疗指南提出的EC根治术淋巴结清扫数目须达到11~15枚。但临床实践中建议尽可能彻底清扫区域淋巴结，保证淋巴结清扫数目符合ECN分期要求；

（4）对于中国专家提出的EC根治术胸部淋巴结清扫范围，针对EC胸部淋巴结分组中国标准共9组（第C201-C209组）均应作为EC根治术中胸部淋巴结清扫目标，不能仅满足于数目要求；

（5）可采用的淋巴结清扫方式包括：若颈部区域无可疑转移淋巴结，则对于食管胸中下段癌建议行胸、腹完全/扩大二野淋巴结清扫（常规胸腹二野，包括上纵隔区域淋巴结，特别是双侧喉返神经链周围的区域淋巴结）；若颈部区域有可疑转移淋巴结，或者食管胸上段癌，则推荐颈、胸、腹三野淋巴结清扫术（双侧下颈区+双侧锁骨上区+上述完全/扩大二野淋巴结）。

第九章

EC术后并发症诊断与处理

EC手术涉及颈、胸和腹三个解剖部位，手术步骤复杂，操作时长，对机体创伤大。同时，EC患者高龄患者多，机体功能和营养状况往往较差，术后更易出现并发症。以下将常见EC术后并发症做一简要总结。

第一节 吻合口瘘

1 定义

涉及食管、吻合口和局部管胃的全层消化道缺损。

2 吻合口瘘分级

2.1 Clavien-Dindo分级（表9-1）

表9-1 Clavien-Dindo分级

Ⅰ级：术后不需要药物、外科、内镜、介入治疗，切口至多在床边敞开换药
Ⅱ级：切口需要抗生素治疗
Ⅲ级：需要外科、内镜或放射介入治疗

续表

Ⅲa-不需全麻
Ⅲb-需要全麻
Ⅳ级：威胁生命，需要ICU监护
Ⅳa-一个器官功能不全
Ⅳb-多脏器功能衰竭
Ⅴ级：死亡

2.2 上海市胸科医院分级（表9-2）

表9-2 上海市胸科医院吻合口瘘分级

Ⅰ级：无影像学和临床症状，可在内镜证实，无感染细菌学证据，不影响出院进程
Ⅱ级：影像学或内镜证实吻合口瘘发生，局部感染，需敞开换药
Ⅲ级：出现下行性纵隔感染，需深部引流（纵隔内）
Ⅳ级：出现胸膜腔感染和/或气道-消化道瘘（纵隔外）
Ⅴ级：死亡

3 治疗（表9-3）

Ⅰ级：此类患者通常不做任何处理，只是延长患者禁食时间，偶尔会嘱患者每天口服冷盐水，帮助局部创面清洁，但并无证据支持，常在术后3~4周可愈合。但都需要内镜证实；

Ⅱ级：需要敞开换药，打开伤口进行充分引流，偶尔会使用局部负压引流系统，帮助局部清洁。换药3周通常可获痊愈。持续局部冲洗没有必要；

Ⅲ级：纵隔内感染时，需要更深部的引流，多数是吻合位置过低，吻合口落入胸膜腔后形成。此时要尽量在早期进行颈部切口敞开引流，如有发热症状并明确有纵隔积液，应行纵隔双套管冲洗引流治疗。如颈部伤口已经愈合，可考虑行内镜下内引流术；

Ⅳ级：胸内瘘非常难于处理，要保证在对应胸膜腔有良好引流，然后等待瘘口慢慢愈合，但需几月以上的时间。气管食管瘘（Tracheo-Esophageal Fistula，TEF）会在后面进行详细描述。合适需要进行胸胃切除尚有争议，有不可控制的感染，而且明确吻合口巨大、胃坏死时，应考虑切除胸胃，二期结肠代重建。少有覆膜支架使用，除非是胸内瘘，且胸腔引流充分的患者。

表9-3　食管胃吻合口瘘治疗措施临床诊治路径

治疗措施	Ⅰ级	Ⅱ级	Ⅲ级	Ⅳ级	Ⅳ级（TEF）
局部敞开换药	√	√	√	√	√
局部创面负压引流		√√	√		
纵隔置管引流			√√	√	√
胸腔引流				√√	
消化道腔引流+冲洗				√√	
气管支架					√√
食管支架					√
外科修复					√
胸胃移除+颈部食管造口				√	√√

第二节　消化器替代物坏死

1　定义

消化道重建中使用的食管替代物出现不同程度的缺血坏死，包括胃、空肠或结肠。

2　分级及治疗

Ⅰ级：局部消化器坏死；内镜下发现；只需给予监察或非手术治疗即可；

Ⅱ级：部分消化器坏死；视情况而定；

Ⅲ级：广泛消化器坏死；常需要切除消化器替代物合并二期食管改道。

第三节　消化道气管/支气管瘘

1　定义

消化道气管、支气管瘘常继发于吻合口瘘及管状胃瘘，胃液及脓性渗出液对气管膜部的侵蚀可引起消化道气管、支气管瘘。具体分型、临床表现及预后见表9-4。

2　治疗

（1）保守治疗包括空肠造瘘术或内镜下放置十二

指肠营养管，充分营养支持，等待瘘口自行愈合。

（2）介入治疗：气道内介入治疗可以及时控制误吸、刺激肉芽生长，并促进瘘口愈合。消化道支架不被支持。随着介入技术发展，可通过覆膜食管支架或气管支架遮盖瘘口。

（3）手术治疗：早期极少手术修复，除非巨大瘘口，需要切除胸胃。对6月以上无法愈合的TEF，可考虑外科治疗。具体术式非常复杂，手术方案要根据具体情况而定。

表9-4 消化道气管/支气管瘘分型及临床特征和预后

	Ⅰ型	Ⅱ型	Ⅲ型
发生特点	下行性（腐蚀性）	对穿型小（<1cm）	对穿型大（≥1cm）
发生时间	较晚	较早	较晚
临床表现	频繁咳嗽、低热伴顽固性肺部感染、慢性中毒症状	突发剧烈咳嗽、咳出消化液样痰	咳出消化液样痰、急性中毒症状
食管瘘口	较小	较小	大
气管瘘口位置	较低（隆突上2cm–左主支）	较高	不定
转归	慢性中毒症状加重	误吸、急性呼衰、ARDS	感染性休克、呼衰
发展	慢	快	快
预后	早期发现者好	凶险	凶险

第四节 声带麻痹

根治性的二野淋巴结清扫已经成为目前中国EC外科治疗的标准路径，由于喉返神经旁是清扫重点，因此相关损伤在所难免，目前亚洲致力于喉返神经旁淋巴结清扫的单位，声带麻痹（Vocal Cord Paralysis，VCP）发生率都在10%~20%之间，如用喉镜作为评判标准，数字可能还会更高。虽然后者发声多数在3月-半年恢复，但喉镜验证发现声带运动功能几乎是永久丧失。因此如何降低喉返神经损伤是目前食管外科的攻坚课题。

1 VCP相关原因包括

（1）术中神经牵拉、挤压；

（2）热损伤（最常见）；

（3）神经误断。

2 分级

Ⅰ级：单纯音调改变，不影响出院进程；

Ⅱ级：咳痰不利，需气管镜辅助吸痰；

Ⅲ级：证实喉返神经损伤，而且需无创呼吸机辅助支持；

Ⅳ级：证实喉返神经损伤，而且气管插管不能拔除或行气管切开。

3 VCP发生后治疗

主要是针对无法正常进食和呼吸功能障碍进行对症治疗。对误吸明显的患者，应当机立断停止经口进食，改为鼻肠管或空肠造口进行营养支持。通常进食2周后，开始慢慢经口半流带管进食，半流2周后，可脱管完全经口进食。但对双侧外展位固定的患者，可能很久都无法经口进食，可能需要气管切开甚至喉切除治疗。对术后出现喘鸣的患者，应当机立断给予气管切开，待4周后缓慢脱管。术后早期排痰困难的，应积极气管镜吸痰。对单侧麻痹的患者，应积极进行声带注射治疗。

第五节 肺部感染

1 定义

影像学证实肺部浸润影，伴或不伴感染相关临床表现，包括发热、脓痰、白细胞升高、痰培养阳性和氧分压下降。

2 预防和治疗

2.1 预防肺部感染

（1）术前戒烟2~4周以上，呼吸训练；

（2）术中保持呼吸道通畅，及时清除气管支气管内的分泌物；

（3）术后及时鼓励咳嗽、咳痰，围术期合理液体治疗。

2.2 术后肺部感染的治疗

（1）雾化治疗，应用化痰和排痰药及有效使用抗生素，加强呼吸道管理，必要时可予纤支镜吸痰；

（2）合并胸膜腔积液或脓胸时，及时引流；

（3）应用呼吸机辅助呼吸，超过48小时并预计5天内无法脱机时可行气管切开；

（4）积极处理吻合口瘘、食管气管瘘等诱因。

第六节 急性呼吸窘迫综合征

1 定义

急性呼吸窘迫综合征（Acute Respiratory Disorder Syndrome，ARDS）的定义和诊断主要依靠以下几个重要临床特征：

（1）在已知临床诱因后，新发或原有呼吸系统症状加重出现在一周内；

（2）胸部X线或CT扫描示双肺浸润影，并且不能用胸腔积液、肺叶/肺不张或结节来完全解释；

（3）呼吸衰竭不能用心力衰竭或容量过负荷来完

全解释；

（4）如无相关危险因素时，需要客观评估（如超声心动图）排除静水压增高型肺水肿；

（5）轻度：PEEP或CAPA≥5cmH_2O时，$200mgHg < PaO_2 / FiO_2 \leq 300mmHg$；中度：PEEP≥5cm$H_2O$时，$100mgHg < PaO_2/FiO_2 \leq 200mmHg$；重度：PEEP≥5cm$H_2O$时，$PaO_2/FiO_2 \leq 100mmHg$。

2　ARDS的诊治目标

（1）鉴别并处理潜在病因：考虑抗感染治疗；考虑外科引流胸腔积液，重症监护，发生导管相关血流感染时撤除侵入性管路；

（2）提供支持治疗：充分营养支持；预防应激性溃疡；预防深静脉血栓形成；

（3）血流动力学管理；容量管理策略应有助于改善肺功能，减少机械通气时间和重症监护时间；

（4）应用肺保护性通气策略维持氧合：高潮气量和高压性通气会引起肺泡-毛细血管屏障的破坏，导致肺容积伤和肺气压伤。塌陷的肺泡反复开放与闭合所形成的剪切力可导致肺生物伤（中性粒细胞分泌炎性细胞因子），引起远隔器官的损害；

（5）可根据ARDS协作治疗组制订的联合应用吸氧浓度（FiO_2）和呼吸末正压（PEEP）这两个参数来

维持ARDS患者的动脉氧合。维持PaO_2>8kPa或SpO_2 88%~95%。

3 肺保护性通气策略

（1）FiO_2：维持PaO_2>8kPa即可。长时间吸入高浓度氧会导致氧中毒，引起肺损伤；

（2）PEEP：通过复张萎陷的肺泡、改善通气/血流比，减少肺内分流等机制改善氧合。

（3）小潮气量通气：根据预计的理想体重给予6mL/kg的维持气道峰压<30cmH_2O；允许性高碳酸血症（pH>7.1）；

（4）改善低氧血症的其他可选方法：肺复张和高PEEP，俯卧位通气，高频振荡通气，一氧化氮吸入，糖皮质激素，体外膜肺氧合。

第七节 乳糜胸

1 定义

乳糜胸是大量淋巴液由胸导管或其主要分支的瘘口进入并潴留在胸腔而形成。乳糜胸一般出现在术后第4~5天，偶尔也可在术后24小时之内或术后第7~14天表现出来。诊断依据主要有：术后胸腔引流量多，超过600mL/24小时，应高度怀疑乳糜胸可能。若引流或胸穿抽出乳白色混浊胸腔积液，证实是乳糜，可取胸液行乳糜试验检测。

2 严重级别

轻型：<1000mL/天；

重型：>1000mL/天。

3 预防和治疗

3.1 预防措施

（1）清楚了解胸导管的解剖是避免发生乳糜胸的首要条件。胸中上段肿瘤外侵严重者，术中游离肿瘤和清扫淋巴结时，应注意避免损伤胸导管，并且对胸导管周围组织切断时建议结扎；

（2）预防性胸导管结扎：术中如果术者认为手术操作可能已经损伤胸导管，关胸前，在膈上5~6cm处对胸导管进行预防性结扎；

（3）着重提醒，肝硬化病人不能结扎胸导管。因为肝硬化门静脉高压时肝静脉回流受阻，血浆自肝窦壁渗透至窦房间隙致肝脏淋巴液生成增多，淋巴管内压力增加，若结扎胸导管，超过胸导管引流能力，使胸膜淋巴管扩张、淤滞和破裂，可使淋巴液溢出导致乳糜胸或乳糜腹形成。

3.2 治疗

发生乳糜胸后，先采取保守治疗，密切观察乳糜排出量。如引流量每日在500mL以下且逐渐减少，可观察时间长些，有自愈可能。如引流量每日在1000mL以上，观察时间应不超过1周，时间过长可能导致患者电解质紊乱，增加再次手术风险。

3.2.1 保守治疗

限制饮食，可饮水，进食无脂、高蛋白、高糖的流质或半流质饮食。全肠外营养支持治疗，静脉补充全血、血浆蛋白、氨基酸、脂肪乳、电解质、维生素及微量元素，纠正水、电解质失衡。生长抑素对胃肠道消化液分泌有广泛的抑制作用，使流经胸导管的乳糜液减少。临床上多用奥曲肽作为保守治疗的补充。留置胸腔闭式引流，保证肺膨胀良好，胸腔灌洗粘连剂，促使胸膜粘连。常规保守治疗可联合应用呼吸机正压通气治疗。

3.2.2 手术治疗

当保守治疗无效，胸腔引流量每日在1000mL以上，观察时间应不超过1周，须及时手术治疗。手术方法如下：

（1）能够清晰辨认胸导管破口，直接结扎；

（2）膈上胸导管周围组织大块结扎；

（3）胸导管结扎术后再发乳糜胸的治疗：一般在

发生乳糜胸后，漏出量较少，行保守治疗后多可治愈；如漏出量很大，可行淋巴管造影，了解胸导管解剖变异，再次手术结扎。

EC术后并发症在所难免，尤其是进行规范化肿瘤切除手术，并发症就更多见。但根据本中心经验，只要严格控制手术质量，及时治疗，并发症危害是可控的。

— 第十章

EC病理分型

第一节 EC病理术语和定义

EC是来源于食管黏膜上皮细胞的恶性肿瘤，主要有鳞状细胞癌和腺癌两种组织学类型。根据临床症状、体征及影像学和内镜检查，经细胞学或组织病理学检查，符合下列之一者可确诊为EC：①纤维食管镜检查刷片细胞学或活检为癌；②临床诊断为EC，食管外转移病变（锁骨上淋巴结、皮肤结节等）经活检或细胞学检查明确诊断为EC转移病灶。

1 早期EC

局限于黏膜层的食管浸润性癌，无论有无区域淋巴结转移。

2 表浅EC

局限于黏膜层及黏膜下层的食管浸润性癌，无论有无区域淋巴结转移。

3 进展期EC

浸润肌层或更深层次的食管浸润性癌。

4 食管胃交界部腺癌

肿瘤中心位于解剖学上食管胃交界部（管状食管变为囊状胃的部位，与组织学上的鳞柱交界不一定一致）上、下各2cm这段范围内的腺癌。

第二节 EC的大体分型

1 早期EC

包括隐伏型、糜烂型、斑块型和乳头型。

2 中晚期EC

包括髓质型、蕈伞型、溃疡型、缩窄型和腔内型。

第三节 EC的病理类型及分级

1 组织学类型

推荐使用2019版消化系统肿瘤WHO分类（表10-1）。

表 10-1　2019版消化系统肿瘤WHO分类

组织学类型	ICD-O编码
鳞状细胞癌	8070/3
疣状癌	8051/3
梭形细胞鳞状细胞癌	8074/3
基底细胞样鳞状细胞癌	8083/3
腺癌	8140/3
腺样囊性癌	8200/3
黏液表皮样癌	8430/3
腺鳞癌	8560/3
未分化癌	8020/3
淋巴上皮样癌	8082/3
神经内分泌肿瘤	8240/3
神经内分泌肿瘤，G_1	8240/3
神经内分泌肿瘤，G_2	8249/3
神经内分泌肿瘤，G_3	8249/3
神经内分泌癌	8246/3
大细胞神经内分泌癌	8013/3
小细胞神经内分泌癌	8041/3
混合性神经内分泌-非神经内分泌肿瘤	8154/3
复合性小细胞癌（复合腺癌）	8045/3
复合性小细胞癌（复合鳞状细胞癌）	8045/3

2　组织学分级

鳞状细胞癌和腺癌依据分化程度分为高分化、中分化和低分化。

第四节　新辅助治疗后根治术标本的病理学评估

新辅助治疗后病理学改变的基本特征包括：肿瘤细胞退变、消减，大片坏死；纤维组织增生、间质炎症细胞浸润、钙盐沉积等。鳞状细胞癌新辅助治疗后可能出现仅有角化物而无癌细胞残存，腺癌新辅助治疗后可能出现大的黏液湖而无癌细胞残存，均不能将其认为是肿瘤残存。

肿瘤消退程度是一项重要预后因素，肿瘤完全缓解（即完全或几乎完全消除肿瘤）是术前治疗的主要目标，残留肿瘤<10%预示预后良好。目前评估肿瘤消退等级（TRG）标准主要分为两类，即对残留肿瘤和治疗诱导纤维化之间关系的描述性评估（如Mandard，CAP/NCCN等）和对残留肿瘤占原肿瘤床百分比的比例评估（如Becker，JSED等）（表10-2）。EC的疗效分级系统宜采用CAP（College of American Pathologists）/NCCN（The National Comprehensive Cancer Network）指南的标准。

表 10-2　新辅助治疗后病理学评估标准

CAP/NCCN 标准	Becker 标准
TRG_0：无存活癌细胞	TRG_{1a}：无肿瘤残留
TRG_1：单个或小簇癌细胞残留	TRG_{1b}：残留肿瘤小于肿瘤床的 10%
TRG_2：残留癌灶伴间质纤维化	TRG_2：残留肿瘤占肿瘤床的 10%~50%
TRG_3：少数或无肿瘤细胞消退；大量癌细胞残留	TRG_3：残留肿瘤占瘤床的 50% 以上

注：1 肿瘤退缩分级只能在原发肿瘤评估，不适用于评估转移病灶；

2 疗效评估根据存活肿瘤细胞决定，经过新辅助治疗后出现的无肿瘤细胞的角化物或黏液湖不能认为是肿瘤残留；淋巴结内出现无肿瘤细胞的角化物或黏液湖不能认为是肿瘤转移。

第十一章

早期EC内镜治疗

第一节　治疗原则

与传统外科手术相比，早期EC及其癌前病变的内镜下切除具有创伤小、并发症少、恢复快、费用低等优点，且两者疗效相当，5年生存率可达95%以上。原则上，无淋巴结转移或淋巴结转移风险极低、残留和复发风险低的病变均适合行内镜下切除术。

第二节　适应证和禁忌证

内镜黏膜下剥离术（endoscopic submucosal dissection，ESD）和内镜黏膜切除术（endoscopic mucosal resection，EMR）是在日本发展起来的治疗EC的内镜切除（endoscopic resection，ER）方法。目前国内尚无统一规范的内镜下切除适应证，由于欧美EC发病率及鳞癌比例较低，加之内镜下切除技术的应用现状与我国差别较大，因此，国内早期EC内镜下切除治疗多参考日本指南为主。

日本食道学会（JES）食管癌诊治指南（2012年版）：早期EC内镜下切除的绝对适应证：病变局限在上皮层或黏膜固有层的T_{1a}期EC，淋巴结转移风险极低，内镜下切除可获得根治。内镜下切除的相对适应证：病变浸润黏膜肌层（M_3）或黏膜下浅层（T_{1b}-SM1，黏膜下浸润深度<200μm）。黏膜下浸润深度超过200μm的病变发生淋巴结转移的比例高，内镜下治疗难以根治。

日本胃肠内镜学会食管癌ESD/EMR指南（2017年版）：早期EC内镜下切除的绝对适应证：浸润深度不超过黏膜层（T_{1a}）的病变，局限于黏膜T_{1a}-上皮（epithelium，EP）或固有层黏膜（lamina propria mucosa，LPM）的病变极少与淋巴结转移相关，内镜切除术是一种足够彻底的治疗方法。相对适应证：病变延伸至黏膜肌层或轻微浸润黏膜下层（达200μm），淋巴结转移的风险升高。此外，约50%显示更深（超过200μm）侵入黏膜下层（T_{1b}）的病变与转移有关，在这种情况下，即使它们被归类为浅表癌，也应以相同的方式进行治疗作为晚期癌。覆盖整个圆周3/4的黏膜切除术可能与术后瘢痕狭窄有关。因此，术前应向患者充分说明，并采取预防措施。

日本胃肠内镜学会根据不断更新的ER科学研究

证据，于2020年制定了食管癌ESD/EMR指南（以下简称“ER指南”）。共分为食管鳞状细胞癌和食管腺癌两部分。

1 食管鳞癌ER的适应证

浅表食管鳞癌的治疗策略是根据术前诊断的肿瘤浸润深度、病变范围和转移情况来确定的。超声内镜和放大内镜比非放大内镜具有更高的准确性，所以推荐超声内镜或放大内镜诊断肿瘤的浸润深度；同时还推荐ER用于临床诊断T_{1a}-上皮（epithelium，EP）/固有层黏膜（lamina propria mucosa，LPM）（EP/LPM）癌。ER的范围与狭窄的风险密切相关，因此强烈推荐术前评估病变范围，建议使用图像增强放大内镜或碘染色来判断病变范围，这样可以清楚地勾画出病变边界。然而，使用高浓度的碘溶液可能会导致表层上皮脱落，造成随后的诊治困难；因此，建议使用低浓度的碘溶液（≤1%）。

ER是T_{1a}-黏膜肌层（muscularis mucosa，MM）/T_{1b}-黏膜下层浅层1/3（submucosa 1，SM1）（MM/SM1）癌的相对适应证。若切除后病理结果为pEP/LPM，且无血管侵犯，则认为是治愈性切除。cT_{1b}癌推荐手术切除或进行放化疗；然而，部分cSM1癌在手术切除后病理为pT_{1a}-黏膜层（mucosa，M）（pM）癌，此类病变通过ER即可获得治疗。对于术前诊断为 cT_{1a}-MM/T_{1b}-SM1的非环周食管鳞癌，ER可以作为一线治疗。

对累及食管环周的 cT_{1a}-EP/LPM浅表食管鳞癌，长度≤50mm，在有条件采取预防狭窄措施时，推荐行ER治疗。

2　食管腺癌ER的适应证

EC实践指南2017版强烈推荐ER用于术前诊断M癌，即巴雷特食管浅表腺癌患者，cM癌，这一点已成为全球共识。然而，切除方法不同，ESD在日本很常见，EMR在西方国家更常见。对于适合内镜切除的浅表食管腺癌的根治性治疗，强烈推荐ESD优于EMR。对于无血管侵犯的分化型pDMM食管腺癌，内镜下切除达到R0的患者，不建议行额外手术切除。

目前，国内较为公认的早期EC和癌前病变内镜下切除的绝对适应证：病变层次局限在上皮层或黏膜固有层的EC（M_1、M_2）；食管黏膜重度异型增生。内镜下切除的相对适应证：病变浸润黏膜肌层或黏膜下浅层（M_3、SM1），未发现淋巴结转移的临床证据。范围大于3/4环周、切除后狭窄风险大的病变可视为内镜下切除的相对适应证，但应向患者充分告知术后狭窄等风险。

3 禁忌证

明确发生淋巴结转移的病变，病变浸润至黏膜下深层，一般情况差、无法耐受内镜手术者。

4 相对禁忌证

非抬举征阳性；伴发凝血功能障碍及服用抗凝剂的患者，在凝血功能纠正前不宜手术；术前判断病变浸润至黏膜下深层，患者拒绝或不适合外科手术者。

第三节 治疗

1 围术期处理

（1）术前准备：评估患者全身状况，排除麻醉及内镜下治疗禁忌证。服用抗凝药者术前酌情停药5~7d，必要时请相关学科协助处理。

（2）术后处理：术后第1天禁食，监测生命体征，观察有无头颈胸部皮下气肿，进行必要的实验室和影像学检查；如无异常，术后第2天可进全流食，后连续3d软食，再逐渐恢复正常饮食。

2 术后用药

（1）首先，使用抗生素。对于切除范围大、操作时间长、反复黏膜下注射、穿孔风险高者，可以考虑预防性使用抗生素。参考卫生部抗菌药物使用原则，应选用第一代或第二代头孢菌素，可加用硝基咪唑类药物。术后用药一般不超过72h，可酌情延长。其次，保护创面及止血。术后可予PPI或H_2受体拮抗剂4~6周，有反酸病史或GERD样症状的患者需足量、持续PPI治疗。必要时可加用黏膜保护剂及酌情使用止血药物。

（2）术后标本处理：参见《中国消化内镜活组织检查与病理学检查规范专家共识（草案）》。

（3）术后追加治疗（外科手术/放射治疗/化学治疗）的指征：黏膜下浸润深度≥200μm；淋巴管血管浸润阳性；低分化或未分化癌；垂直切缘阳性。另外，需结合患者一般情况和意愿综合考虑。

3 操作相关并发症及处理

食管早期癌及癌前病变内镜下切除术后的并发症主要包括出血、穿孔、术后狭窄、感染等。

3.1 出血

术中出血指术中需要止血治疗的局部创面出血；术后迟发性出血指术后30d内出现呕血、黑便等征象，Hb下降超过20g/L。

处理方法：术中少量渗血，可予内镜下喷洒肾上腺素0.9%NaCl溶液，而大量渗血则可选用黏膜下注射肾上腺素0.9%NaCl溶液、氩离子凝固术。热活检钳钳夹或止血夹夹闭止血。黏膜下注射液中加入肾上腺素、术中对可疑血管进行电凝、病变切除后预凝可见血管有助于预防出血。

3.2　穿孔

术中穿孔可及时发现。术后出现头颈胸部皮下气肿等穿孔征象，腹部X线平片或CT发现纵隔气体等，应考虑术后穿孔。

处理方法：术中发现穿孔，后续操作应减少注气注水，切除结束后及时夹闭，术后予禁食、胃肠减压、静脉使用抗生素及支持治疗等多可恢复。并发气胸时，应行负压引流。内镜下夹闭失败或穿孔较大无法夹闭时，可考虑外科手术。隐性穿孔保守治疗多可恢复。

3.3　食管狭窄

指内镜切除术后需要内镜下治疗的食管管腔狭窄，常伴有不同程度的吞咽困难，多在术后1个月出现。

处理方法：内镜下食管扩张术是最常规的治疗方法，也可作为狭窄高危病例的预防措施。支架置入可作为难治性病例的选择，糖皮质激素也可用于术后狭窄的防治，但最佳方案有待探索。细胞补片等再生医学技术尚处研究阶段。

第十二章

EC化疗原则

第一节 进展期EC的化疗

系统性化疗是晚期不可切除或转移性EC的标准治疗手段。顺铂联合5-氟尿嘧啶方案（PF方案）一直被作为标准治疗方案在临床应用，但缺乏大型Ⅲ期随机对照研究确认其疗效。除PF方案以外，其他化疗单药及联合方案的有效情况均缺乏具体临床研究证实。

1 EC一线化疗方案

单药化疗方面，5-氟尿嘧啶、铂类、紫杉醇、长春碱类药物据报道有效率15%~40%，中位生存期3~10个月，联合化疗方案有效率为20%~60%。

关于两药或三药的整合方案治疗的有效性，只有一项研究比较了联合治疗与单一治疗，对比了PF方案与单药顺铂，有效率分别为35%vs.19%，中位生存期为33周vs.29周。因为长期缺乏新的治疗药物及靶向药物，有研究探索性尝试增加化疗药物种类来延长生存。有3项Ⅱ期研究，均探索紫杉类、铂类、氟尿嘧啶三药联合方案的安全性及有效性数据。其中两项来自日本，多西他赛、奈达铂、氟尿嘧啶三药整合方案，分别入组了23例及34例患者，ORR分别为72.7%及47.1%，中位PFS分别为6个月及9个月，中位OS分别为11.2个月及19.8个月。另一项来自中国，入组43例患者，采用同样的三药整合方案治疗，CR率为4.65%，PR率为58.14%，中位TTP为6.7个月，中位OS为10.3个月。虽然晚期一线治疗上做了很多的尝试，但尚无一项临床研究证实三药整合治疗方案的有效性。日本于2015年开展了双周多西他赛、顺铂、氟尿嘧啶联合对比顺铂/氟尿嘧啶的Ⅲ期随机对照研究JCOG1314，但目前尚无最终结果报道（表12-1）。

表12-1　EC一线化疗方案

方案	有效率（%）
顺铂 100mg/㎡D1 氟尿嘧啶 1000mg/㎡ D1-5，Q3w	35
顺铂 70mg/㎡D1 氟尿嘧啶 1000mg/㎡ D1-5，Q3w	35.9
奈达铂 90mg/㎡ 氟尿嘧啶 800mg/㎡ D1-5，Q4w	39.5
多柔比星 30mg/㎡ D1 顺铂 14mg/㎡ D1-5 氟尿嘧啶 700mg/㎡ D1-5，Q4w	43.9
多西他赛 30~40mg/㎡ D1 D15 顺铂 80mg /㎡ D1 氟尿嘧啶 800mg/㎡ D1-5，Q4w	62
多西他赛 60mg D1 奈达铂 70mg D1 氟尿嘧啶 800mg/㎡ D1-5，Q3w	47.1
多西他赛 35mg D1 D15 奈达铂 90mg D1 氟尿嘧啶 800mg/㎡ D1-5，Q4w	72.7

2　EC二线化疗方案

对于铂类及氟尿嘧啶类耐药的晚期EC患者，更缺乏有效药物的数据。大部分数据均基于，紫杉类药物在EC二线治疗存在一定有效率。一项Ⅱ期研究，共入组36例患者，对比多西他赛联合奈达铂及多西他赛单药在顺铂、氟尿嘧啶耐药的二线治疗的有效性，ORR双药组为52.9%，单药组为36.8%，中位生存期分别为8.9个月及7.0个月，P=0.544，3级及以上AE分别为58.8%及26.3%，P=0.090。

另一项来自我国医科院肿瘤医院黄镜教授牵头的多中心随机研究，对比伊立替康联合替吉奥对比替吉奥单药二线治疗铂类或紫杉类耐药的食管鳞癌患者，最终入组123例患者，双药组61例，单药组62例，中位随访时间29.2个月，两组PFS分别为3.8个月及1.7个月，P=0.006，ORR分别为24.6%及9.7%，但双药联合组副作用明显增加，3级及以上白细胞计数下降为16.4%及0，3级及以上中性粒细胞计数降低分别为14.8%及1.6%，3级及以上恶心分比为4.9%及0（表12-2）。

表12-2 EC二线化疗方案

1. 紫杉醇 80mg/㎡ D1 D8 D15，Q4w 多西他赛 60~75mg/㎡ D1，Q3w
2. 伊立替康 150~180mg/㎡ D1，Q2w
3. 替吉奥 80~120mg/d D1-14，Q3w
4. 伊立替康+替吉奥 伊立替康 160mg/㎡ D1 替吉奥 80~120mg/d D1-10，Q3w

第二节 局限期EC的化疗

食管鳞癌目前推荐进行术前新辅助放化疗加手术治疗。而对于术后有残留患者建议免疫单药治疗。而对于术前未接受任何新辅助治疗的患者，可以参考JCOG9204研究对于淋巴结阳性患者行顺铂加氟尿嘧啶方案联合化疗。

对于局部晚期不可手术切除的患者，同步放化疗始终是标准的治疗模式。随着化疗药物的增多，联合方案也出现新的组合。2019年中国有一项Ⅲ期随机对照研究，对比放疗联合PF方案或联合TF（紫杉醇联合氟尿嘧啶）方案的有效性及安全性。共纳入436例患者，1∶1随机分组，3年OS分别为51.8%和55.4%，3年PFS分别为45.5%和43.7%，无论在总生存还是在进展时间方面两组之间均无明显差异。而治疗相关副作用有所不同。

除此以外，CRTCOESC为另一项中国研究，评估

X方案（卡培他滨单药）vs. XELOX方案（卡培他滨联合奥沙利铂）vs. PF方案作为根治性放化疗方案的有效性和安全性。目前共纳入244例患者按照1∶1∶1分为三组，2年OS率分别为：63.8%、61.5%、62.5%，P=0.973，中位OS分别为39.7个月∶40个月∶34个月，P=0.703，CR率分别为43.8%，41.4%，42.4%，P=0.964，3级以上AE分别为26.5%∶33.8%∶49.3%，P=0.0193。卡培他滨单药联合化疗与双药联合对比OS、PFS及pCR未见差异，但总体AE发生率明显下降。

另一项我国的同步放化疗研究，比较放疗同步紫杉醇+顺铂、紫杉醇+卡铂、紫杉醇+氟尿嘧啶三组方案有效性及安全性，共纳入321例患者，按照1∶1∶1随机分为三组，三组3年OS率分别为59.5%，59.5%，58.2%，P=0.839。不良反应方面，紫杉醇+顺铂组中性粒细胞下降、血小板减少、呕吐、乏力明显高于其他两组，而紫杉醇+氟尿嘧啶组食管炎、肺炎发生率高于其他两组。

结合既往5010研究和CROSS研究，对于同步放化疗目前可选择方案较多，见表12-3。

表12-3　局部晚期EC同步放化疗方案

去甲长春花碱25mg/m² D1 D8 D22 D29；顺铂75mg/m² D1 D22
顺铂25mg/m² D1-2；氟尿嘧啶1000mg/m² D1-5 Q3w，2周期
紫杉醇175mg/m² D1；氟尿嘧啶1800mg/m² 72h，Q4w，2周期

紫杉醇 50mg/㎡ D1；氟尿嘧啶 300mg/㎡ D1，Qw，5周期
紫杉醇 175mg/㎡ D1；顺铂 25mg/㎡ D1-3，Q4w，2周期
紫杉醇 50mg/㎡ D1；卡铂 AUC 2，Qw，6周期

第十三章 EC的放射治疗

第一节 EC根治性放疗

1 适应证

（1）$pT_{1b-2}N_0$期非颈段患者，不能耐受或拒绝手术者推荐根治性同步放化疗；

（2）$cT_{1b-2}N_+$或$cT_{3-4a}N_0/N_+$，PS评分为0~1者，颈段和拒绝手术或有手术禁忌者，建议行根治性同步放化疗；

（3）$cT_{4b}N_0/N_+$，PS评分为0~1者，推荐根治性同步放化疗，对于有食管穿孔或大出血倾向者，慎重选择放疗；不能耐受同步放化疗者，建议单纯放疗或序贯放化疗。N_+患者中，转移淋巴结完全切除困难（侵犯周围器官），推荐根治性同步放化疗。

2 禁忌证

（1）患者一般状况差，伴恶病质；

(2) 心肺功能差或合并其他重要器官系统严重疾病，不能耐受放疗；

(3) 已有食管大出血或大出血先兆征象；

(4) 食管瘘合并严重感染。

3 与化疗的时序配合

局部晚期EC非手术治疗的标准治疗是同步放化疗，根治性放化疗之前的诱导化疗不提高生存率。同步化疗常用方案包括铂类联合氟尿嘧啶类或紫杉醇类联合铂类的双药方案，依据患者耐受性，可选择卡培他滨、替吉奥替代氟尿嘧啶，卡铂、奥沙利铂或奈达铂替代顺铂。

根治性放疗常用方案：氟尿嘧啶+顺铂，顺铂75~100mg/m^2 d1，氟尿嘧啶750~1000mg/m^2 qd CIV 96h，Q4w，同步放疗2周期，放疗后2周期；紫杉醇+卡铂/顺铂，紫杉醇50mg/m^2 d1，卡铂AUC=2（顺铂25mg/m^2）d1，Qw，共5周。

4 照射靶区

大体肿瘤靶体积（GTV）：包括原发肿瘤（GTVp）及转移淋巴结（GTVnd）。GTVp为食管病灶，根据影像学（强化CT、MRI、上消化道造影及PET-CT）和超声内镜确定。GTVnd为影像学可见的转移淋巴结，包括短径≥10mm（食管旁、气管食管沟≥5mm）的淋巴结，或淋巴结有明显坏死、环形强化、成簇出现。

临床靶体积（CTV）：根据NCCN指南，根治性放疗推荐选择野照射，研究表明基于完善治疗前检查，选择野和累及野照射生存无明显差异；因此，对于肿瘤范围过大、PS评分较差、病期较晚、心肺功能不能耐受者，推荐累及野照射。累及野照射时，CTV定义为GTVp前后、左右方向均外放5~6mm，上下方向各外放30mm，GTVn各方向均外放5~6mm（外放后需根据解剖屏障适当调整）。淋巴结预防照射时，除食管原发病灶和转移淋巴结区外，颈段、胸上段者建议行上纵隔、锁上淋巴引流区照射，胸下段行胃左淋巴引流区照射。

计划靶区（PTV）：在CTV各方向外放5mm，纵向外放可至8~10mm（实际外放可根据各中心质控数据确定）。

5 放疗剂量

根治性同步放化疗：50~60Gy，常规分割，单次剂量1.8~2.0Gy，总分割次数25~30次。前瞻性研究显示标准剂量与高剂量根治性放疗组以及同步加量高剂量组的局部控制率、生存率差异均无统计学意义，部分回顾性研究和荟萃分析提示高剂量放疗可能提高食管鳞癌的局控率和生存率。对于接受根治性放化疗治疗者，放疗期间接受足量化疗，放疗剂量建议采用标准剂量，单纯放疗者可采用高剂量放疗，放疗剂量为60~70Gy，常规分割。

6 照射技术

EC放疗可选择调强放疗（IMRT）、螺旋断层调强技术（V-MAT、TOMO），建议采用6MV X线。治疗中建议前3~5次每次治疗前行CBCT进行位置验证，后续每周采集一次。

质子调强放疗技术（IMPT）比被动散射质子治疗（PSPT）和IMRT能够更好地减低肺脏、心脏和肝脏受量，能否提高生存仍在进一步研究中。

第二节 EC术前放疗

1 适应证

$cT_{1b-2}N_+$或$cT_{3-4a}N_0/N_+$，PS评分为0~1者，腺癌患者推荐新辅助放化疗，也可行新辅助化疗；鳞状细胞癌患者推荐新辅助放化疗；手术时机是新辅助放化疗结束后6~8周，或新辅助化疗结束后3~6周。新辅助放化疗术后未达pCR者，推荐纳武利尤单抗维持治疗。

2 术前放化疗同步化疗方案

放疗期间同步化疗常用方案：紫杉醇+卡铂，紫杉醇 $50mg/m^2$ d1，卡铂 AUC=2 d1，QW，共5周；顺铂+氟尿嘧啶（卡培他滨、替吉奥），顺铂 75~100mg/m^2 d1、29，氟尿嘧啶 750~1000mg/m^2 qd d1~4、d29~32，Q4W 共2周期。

3 照射靶区和剂量

目前国际上尚无专门针对新辅助放化疗的放疗靶区规定，建议依据根治性放疗照射原则。勾画靶区时需考虑后续手术切除时吻合口的位置，应尽量避免吻合口位于照射野内，从而降低吻合口瘘的发生率。

术前新辅助放化疗剂量一般为40~50.4Gy，常规分割，单次1.8~2.0Gy/次，共20~28次。

第三节 EC术后放疗

1 适应证

对于鳞状细胞癌者，NCCN指南不推荐根治术后的辅助治疗，但根据国际上特别是国内大宗病例报道（多基于左开胸两野淋巴结清扫术式）的复发率、前瞻性分层研究和大样本病例的回顾性分析结果，未行新辅助治疗的术后淋巴结阳性和（或）$pT_{3-4a}N_0$期者，可考虑行术后放疗或放化疗；尤其对于术后$N_{2\sim3}$者，术后同步或序贯放化疗可降低局部区域复发率，提高生存率。对于腺癌，未行新辅助治疗者，高危pT_2（低分化、脉管癌栓、神经侵犯、<50岁中的任一项）、pT_{3-4a}期可行以氟尿嘧啶为基础的放化疗；淋巴结阳性者，建议行以氟尿嘧啶为基础的术后化疗或放化疗。

对于R_1/R_2切除术后但未接受新辅助放化疗者推荐同步放化疗，或序贯化放疗（适于不能耐受同步放化疗者）。

2 照射靶区

术后放疗CTV：照射野设计尚有争议。推荐双侧锁骨上区及上纵隔区，即104、105、106、107组。如果下段EC且淋巴结转移≥3枚，采用单一放疗时，建议包括以下淋巴结区：104、105、106、107及腹部1、2、3、7组。如果为胸上段EC或上切缘≤3cm者，建议包括吻合口。术后放疗靶区范围及是否行同步化疗需考虑患者胸腔胃或纵隔胃的照射剂量，尤其对于右侧开胸术后患者。

3 放疗剂量

术后放疗：R_1/R_2术后辅助放疗50~60Gy，常规分割，放疗剂量需要考虑胸腔胃最高剂量点，以减少术后出血和瘘的发生。辅助同步放化疗50.4Gy。R_0术后辅助放（化）疗45~50.4Gy，常规分割。

4　术后放疗与化疗的整合

回顾性研究显示术后放化疗可以提高淋巴结阳性，尤其是$N_{2\sim3}$者的生存率，化疗常用方案与EC根治性放化疗中化疗方案类似，对于一般高龄、体弱不能耐受同步放化疗者可采用序贯放化疗或放疗期间采用单药替吉奥化疗。

第四节　EC姑息性放疗

EC姑息放疗常用于：

（1）晚期病变化疗后转移灶缩小或稳定，可考虑原发灶放疗；

（2）远处转移引起临床症状者；

（3）晚期患者为解决食管梗阻，改善营养状况者。

第五节　正常组织

正常组织勾画及剂量限制主要参照QUANTEC标准，主要正常组织勾画主要包括脊髓、双肺、心脏、肝脏、气管、气管、胃、甲状腺、小肠（如果在照射野范围之内）。

颈段脊髓≤45Gy，胸段脊髓≤50Gy；双肺 V20≤30%，双肺平均剂量（MLD）<20Gy；心脏平均剂量<26Gy，V30<40%，V40<30%；不存在既往肝病或肝细胞癌的患者，肝脏平均剂量<30Gy 时；既往有肝脏疾病或肝细胞癌的肝功能 Child-Pugh A 级患者，肝脏平均剂量<28Gy；气管气管可耐受的最大剂量≤70Gy，避免热点剂量（≥110%处方剂量）落入气管壁；胃受照射后发生的严重不良反应包括溃疡和穿孔，接受 40Gy 的胃体积应小于全部胸腔胃的 40%~50%，最大剂量一般不超过 54Gy。

第六节　放疗常见毒副反应

放疗最常见的急性毒副反应包括放射性食管炎、肺炎、心脏损伤和骨髓抑制，脊髓损伤由于精确放疗的开展而极少发生；常见晚反应损伤包括肺纤维化、食管狭窄及穿孔、心脏损伤等。

1　放射性食管炎

放疗 2~3 周时，多数患者会出现放射性食管炎，主要表现为吞咽疼痛、严重者可出现脱水、营养不良、电解质紊乱或体重下降。治疗原则为消炎、止痛、修复受损的食管黏膜及营养支持治疗，严重者可考虑鼻胃管置入进行营养支持治疗。

2 放射性肺炎

急性放射性肺炎通常发生于放疗开始后的3个月内，主要表现为发热、咳嗽、呼吸困难等，严重者常因为呼吸困难而死亡。治疗上应尽早、足量、足疗程使用糖皮质激素，临床症状明显好转后逐渐减量至停用。放射性肺炎重在预防，主要是精确勾画靶区，优化放疗计划，尽量降低正常肺组织受照剂量和体积，尤其对于有慢性肺病、间质性肺炎、糖尿病或放疗前接受多周期化疗或联合免疫治疗的患者，严格控制正常肺组织受照剂量和体积。

3 放射性心脏损伤

放射性心脏损伤是放疗后一系列心血管并发症的统称，主要包括无症状心肌缺血、心律失常、心包炎、心肌梗死、缺血性心力衰竭等，潜伏期长。放射性心脏损伤缺少有效、特异的治疗方案。

第十四章

EC新辅助治疗

第一节　新辅助治疗的适应证

同时满足以下适应证的EC患者，推荐行新辅助治疗：①临床分期为局部晚期（$cT_{1b-c}T_2N+M_0$或$cT_{3-c}T_{4a}$ any N M_0）；②可切除[a]或边缘可切除[b]食管或食管胃交界癌；③患者有手术意愿并可耐受放化疗毒性。

a.可切除的食管或食管胃交界癌：侵犯黏膜下层（T_{1b}）或更深的肿瘤通常选择手术治疗；虽然多个、多站淋巴结转移是手术的相对禁忌证，当有区域淋巴结转移（N+），T_1-T_3肿瘤也可以切除，此时需要考虑患者年龄和身体状况等因素；T_{4a}肿瘤累及胸膜、心包或隔膜是可切除的。
b.边缘可切除EC或交界部癌：即可疑累及周围器官但未明确cT_{4b}，建议先行新辅助治疗后进行肿瘤的二次评估，可根治性切除者手术治疗，不能切除者继续完成根治性同步放化疗。

第二节 新辅助治疗方式的选择（表14-1）

表14-1 EC新辅助治疗方式的选择

鳞癌	可切除	新辅助同步放化疗[a]	新辅助化疗[b]
	边缘可切除	新辅助同步放化疗后评估手术可能性，如能做到根治性切除，可行手术治疗	新辅助化疗后评估手术可能性，如能做到根治性切除，可行手术治疗
腺癌	可切除	新辅助同步放化疗[c]或围手术期化疗[d]	
	边缘可切除	新辅助同步放化疗或新辅助化疗后评估手术可能性，如能做到根治性切除，可行手术治疗	

注：a 有条件的医院建议术前行新辅助同步放化疗。EC术前同步放化疗证据更充分，因此可以作为常规推荐。既往研究证实，对于可手术EC，术前放化疗联合手术的治疗模式较单纯手术可获得明显生存获益。对于食管鳞癌而言，一项前瞻性，多中心随机对照的Ⅲ期临床试（NEOCRTEC5010研究）证实，术前放化疗并手术的整合治疗模式对比单纯手术，提高了总生存，延长了无瘤生存，而两组的围治疗期死亡率及大部分术后并发症发生率无明显差异。

b 术前同步放化疗的长期生存获益是否优于术前化疗尚无定论，但绝大部分研究认为放化疗整合治疗可提高局部区域控制率和根治性手术切除率。

c 对于食管腺癌而言，新辅助同步放化疗的疗效亦已得到有效证实。一项对比术前放化疗并手术与单纯手术治疗效果的随机对照的Ⅲ期临床研究（CROSS研究）显示，术前放化疗并手术的整合治疗模式对比单纯手术，可有效提高R_0切除率，延长总生存及无进展生存期。

d 对于围手术期化疗，Cunningham等的MAGIC研究比较了围术期化疗并手术与单纯手术的疗效，结果显示，两组术后并发症发生率无明显差异，围术期化疗可降低死亡风险，延长无进展生存。

第三节　新辅助治疗方案

1　化疗方案

1.1　鳞癌

术前化疗方案：

（1）顺铂	$80mg/m^2$	i.v.d	d1（或分为3~5天）
紫杉醇	$150\sim175mg/m^2$	i.v.d	d1
(或多西紫杉醇	$60\sim75mg/m^2$	i.v.d	d1)
（2）顺铂	$75mg/m^2$	i.v.d	d1（或分为3~5天）
紫杉醇	$135mg/m^2$	i.v.d	d1
氟尿嘧啶	$4g/m^2$	civ 120h	d1
（3）氟尿嘧啶	$5g/m^2$	civ 120h	d1
顺铂	$80mg/m^2$	i.v.d	d1（或分为3~5天）

每3~4周重复，术前2~3疗程，化疗后3~4周手术。

同步化疗方案：

（1）氟尿嘧啶	500mg/m^2	i.v.d	d1~5
顺铂	25mg/m^2	i.v.d	d1~4
（2）顺铂	25mg/m^2	i.v.d	d1~4
长春瑞滨	25mg/m^2	i.v.d	d1，d8
（3）顺铂	25mg/m^2	i.v.d	d1~4
紫杉醇	175mg/m^2	i.v.d	d1
（或多西紫杉醇	75mg/m^2	i.v.d	d1）

每3~4周重复，2疗程，在放疗期间同时进行

1.2 腺癌

围术期化疗方案：

（1）氟尿嘧啶	2600mg/m^2	civ 24h	d1
甲酰四氢叶酸	200mg/m^2	i.v.d	d1
奥沙利铂	85mg/m^2	i.v.d	d1
多西紫杉醇	50mg/m^2	i.v.d	d1

每2周重复，术前、术后各4疗程

（2）奥沙利铂	85mg/m^2	i.v.d	d1
甲酰四氢叶酸	400mg/m^2	i.v.d	d1
氟尿嘧啶	400mg/m^2	i.v.push	d1
氟尿嘧啶	1200mg/m^2	civ 24h	d1~2

每2周重复，术前、术后各3疗程

（3）奥沙利铂	130mg/m^2	i.v.d	d1
卡培他滨	1000mg/m^2	P.O BID	d1~14

每3周重复，术前、术后各3疗程

同步化疗方案：

（1）紫杉醇	50mg/m^2	i.v.d	d1
卡铂	AUC=2	i.v.d	d1

重复5周

（2）奥沙利铂	85mg/m^2	i.v.d	d1
甲酰四氢叶酸	400mg/m^2	i.v.d	d1
氟尿嘧啶	400mg/m^2	i.v.push	d1
氟尿嘧啶	800mg/m^2	civ 24h	d1~2

每2周重复，3疗程，在放疗期间同时进行

（3）奥沙利铂	85mg/m^2	i.v.d	d1，15，29
卡培他滨	625mg/m^2	P.O BID	d1~5

重复5周

术前化疗方案：

氟尿嘧啶	1000mg/m^2	civ 24h	d1~4
顺铂	80mg/m^2	i.v.d	d1

每3周重复，2疗程

2　放疗方案

研究证实，同步放化疗在肿瘤降期、R0切除率和病理缓解率等方面疗效优于单纯放疗。因此，仅在患者无法耐受同步放化疗时选择单纯放疗方案。

2.1 术前放疗剂量

DT 40~50Gy，目前两个Ⅲ期前瞻性研究采用40~41.4Gy，目前尚无充分证据显示低剂量与高剂量新辅助放疗的临床疗效是否具有差异。

2.2 放疗

可采用三维适形放疗3DCRT、适形调强放疗IMRT、质子放疗等精确放疗技术。已有多个剂量学研究和大型回顾性临床研究证实，与3DCRT相比，IMRT在靶区剂量分布和正常器官的保护等方面均具有优势，特别是对心脏和肺的保护等方面，可降低心肺并发症的发生率并可能改善生存。因此，近年IMRT已逐渐替代3DCRT成为EC放疗的主流技术。前瞻性Ⅱ期随机对照研究显示，与IMRT相比，质子治疗可进一步降低放疗并发症的发生率。

2.3 靶区定义

大体肿瘤体积（gross tumor volume，GTV）包括食管原发肿瘤GTVp和阳性淋巴结GTVn。临床靶体积（clinical target volume，CTV）包括亚临床病灶（GTVp上下3cm正常食管）及GTVn各方向外扩0.5~1.0cm。是否进行选择性淋巴引流区域照射目前存在争议。此外，设置靶区时需考虑后续手术切除时吻合口的位置，应尽量避免吻合口位于照射野内从而降低吻合口瘘的发生率。

3 手术方式的选择

新辅助治疗后建议的手术时机是在患者身体条件允许情况下，放化疗结束后6~8周，化疗结束后3~6周。

3.1 EC术式的选择

推荐的术式包括：McKeown术式（经腹+经右胸+颈部吻合术），Ivor-Lewis术式（经腹+经右胸手术），腔镜辅助下McKeown/Ivor-Lewis术式，有条件的情况下亦可选择机器人辅助下McKeown/Ivor-Lewis术式。

3.2 淋巴结清扫范围

（1）鳞癌：推荐行全纵隔淋巴结及腹野淋巴结清扫术：胸部——临床实践中应尽可能彻底清扫胸部淋巴结，保证淋巴结清扫数目符合EC N分期要求，推荐清扫范围包括：右侧喉返神经旁淋巴结（第C201组），左侧喉返神经旁淋巴结（第C202组），胸上段食管旁淋巴结（第C203组），气管旁淋巴结（第C204组），隆突下淋巴结（第C205组），胸中段食管旁淋巴结（第C206），胸下段食管旁淋巴结（第C207组），下肺韧带淋巴结（第C208组），膈肌旁淋巴结（第C209组）。（“C”表示中国标准，“2”表示胸部淋巴结）。

腹部——下至胰腺上缘，上至膈裂孔，左至脾胃韧带，右至肝胃韧带和胃右动脉根部。

（2）腺癌：推荐清扫范围：胸部——推荐清扫上界至隆突平面，包括隆突下淋巴结（第C205组），胸中段食管旁淋巴结（第C206组），胸下段食管旁淋巴结（第C207组），下肺韧带淋巴结（第C208组），膈肌旁淋巴结（第C209组）。腹部——下至胰腺上缘，上至膈裂孔，左至脾胃韧带，右至肝胃韧带和胃右动脉根部。

注：①根治性切除要求达到R_0切除（肉眼及镜下无癌残留）；②安全切缘不少于5cm；③术中R_2切除，有肿瘤残留者应作金属夹标记；④重建的器官首选胃，如胃不能被采用，可考虑用结肠或空肠；⑤术中建立肠内营养通道，包括鼻空肠营养管或空肠造瘘术。

第十五章

EC免疫及靶向治疗

第一节　EC免疫治疗

程序性死亡受体1（Programmed death-1，PD-1）是表达在活性T淋巴细胞上的免疫抑制跨膜蛋白，与肿瘤表面的配体PD-L1和PD-L2结合后，可以抑制T细胞的激活，达到免疫逃逸效果。阻断PD-1/PD-L1通路则能重新激活免疫系统对肿瘤细胞的杀伤作用。近年来，通过该机制基础而开发的PD-1/PD-L1单抗已经获批黑色素瘤、肺癌等多个瘤种的适应证，并且大量临床研究证据也证实了PD-1单抗在治疗EC上极具潜力。

1　EC新辅助免疫治疗

目前，根据CROSS和NEOCRTEC5010临床研究的结果，新辅助放化疗已经成为局部晚期可手术EC的标准治疗，但我国EC围术期治疗方式仍以术后辅助治疗为主，术前新辅助放化疗采用率不高，仅占22%。同时CROSS和NEOCRTEC5010临床研究结果表明，接受新辅助放化疗的EC患者总体复发率为30%~50%，以远处转移为主，仍有待进一步改善。当前免疫检查点抑制剂的使用前移，为EC新辅助治疗带来新的组合和治疗模式。

目前已有证据包括：

（1）PALACE-1研究，该研究共纳入20例接受新辅助放化疗（化疗方案为紫衫+卡铂）整合帕博利珠单抗的食管鳞癌患者。新辅助治疗过程3级及以上不良反应发生率为65%，除一例治疗过程中进展的患者，共18例患者接受了手术，末次治疗与手术间隔中位42.5天，10（56%）例患者的原发灶和淋巴结均达到pCR，原发灶mPR率为89%，R_0切除率为94%。

（2）韩国Ⅱ期术前新辅助放化疗整合帕博利珠单抗治疗局部晚期食管鳞癌（NCT02844075）研究共纳入28例食管鳞癌患者，原发灶的pCR率为46.1%，一年生存率达82.1%，常见不良反应是中性粒细胞减少（50%）和肝转氨酶升高（30.8%），但术后有两例患者出现严重肺损伤而死亡。

（3）NICE研究：卡瑞利珠单抗整合白蛋白紫杉醇和卡铂用于多站淋巴结转移的局部晚期胸段食管鳞癌新辅助治疗Ⅱ临床研究，术后pCR率为45.4%。pT_0率为54.5%（6/11），影像学应答率为90.9%，R_0切除率为100%，常见的3~4级不良反应包括中性粒细胞减少（8/11）和血小板减少（2/11）。

（4）一项卡瑞利珠整合多西紫杉醇和奈达铂用于局部进展期食管鳞癌新辅助治疗的临床研究（NCT03917966）结果显示，pCR达31.82%，MPR率为68%。

（5）NIC-ESCC2019研究：这是一项多中心、开放标签、单臂、Ⅱ期研究，旨在评估卡瑞利珠单抗整合化疗作为可切除的局部晚期食管鳞状细胞癌的新辅助治疗。共有56例患者入组。51例患者行手术切除。18例（35.3%）达到了pCR；主要病理缓解（MPR）12例（23.5%），不完全病理缓解（IPR）21例（41.2%）。在这些小样本的Ⅱ期临床研究中，新辅助化疗整合免疫治疗都显示了较高的pCR率和安全性，但目前没有成熟的大样本Ⅲ临床研究结果，多项新辅助免疫治疗的临床试验正在进行中。

EC术后辅助免疫治疗也取得了较大的进展，CheckMate577是一项Ⅲ期、随机、全球多中心、双盲临床研究，旨在评估纳武利尤单抗辅助治疗对新辅助放化疗后手术未达病理完全缓解的EC及胃食管连接部癌患者的疗效，结果显示，接受新辅助放化疗，但并未取得pCR的患者术后接受纳武利尤单抗可降低31%的复发风险，被NCCNEC指南推荐。其他术后辅助免疫治疗的临床研究仍在进行中。

2 晚期EC免疫治疗

目前，已有多个临床试验（KEYNOTE-590、Checkmate-648、ESCORT-1st、ORIENT-15、JUPITER-06）进行了免疫整合化疗对比化疗在晚期食管鳞癌中的疗效及安全性的多中心、Ⅲ期、随机对照研究，这些研究表明PD-1单抗整合化疗在生存和疗效上均优于化疗组，可以降低30%~40%的死亡风险，这些临床研究证据奠定了免疫整合化疗在晚期EC的一线治疗地位。当前FDA正加速批准帕博利珠单抗、卡瑞利珠单抗用于治疗复发或转移性食管鳞癌的一线治疗。此外，针对中国晚期食管鳞癌一线化疗整合免疫治疗的Ⅱ期临床研究，包括替雷利珠单抗联合化疗、卡瑞丽珠单抗联合阿帕替尼和化疗等都初步显示了较好的临床疗效。

在晚期食管鳞癌二线免疫治疗治疗中，KEYNOTE-181研究结果提示，在PD-L1 CPS≥10的人群中，帕博利珠单抗比相比于化疗可以明显延长患者的生存时间；ATTRACTION-3研究提示纳武利尤单抗二线治疗食管鳞癌的效果优于化疗；此外，基于我国食管鳞癌人群的ESCORT研究也同样证实卡瑞丽珠单抗对比多西他赛或伊立替康可以显著延长生存时间。根据上述高级别的临床研究证据，2020年美国FDA已经批准帕博丽珠单抗作为PD-L1阳性的晚期食管鳞癌患者标准二线治疗药物，美国NCCN指南优先推荐纳武利尤单抗用于食管鳞癌二线及后线治疗，2020年中国CSCO指南也推荐多个PD-1单抗用于食管鳞癌的二线及以上治疗。

晚期EC二线免疫治疗为患者带来了明显的生存获益。值得注意的是免疫单药治疗的有效率在10%~20%，免疫整合化疗的有效为60%~70%，仍有大部分人群不能从免疫治疗中获得长期生存获益，因此应用免疫治疗的时机、人群筛选和免疫整合治疗模式仍待进一步探索。此外，随着免疫治疗在晚期EC取得了突破性进展，但是即使应答的患者仍有50%左右的人群在未来会出现获得性耐药。如何探索EC耐药微环境，及开发逆转免疫耐药策略将是未来临床和转化研究需要解决的问题。

第二节　EC靶向治疗

目前，晚期食管鳞癌的靶点有EGFR、HER2、VEGFR等，但是相关临床研究进展缓慢，大部分药物以失败告终。在EGFR相关药物中，西妥昔单抗或帕尼单抗整合一线化疗在食管鳞癌患者中均未取得明显的生存优势，转化研究发现对于EGFR高表达的食管鳞癌患者，西妥昔单抗的生存获益更加明显。此外，一项Ⅱ期临床研究显示，尼妥珠单抗整合顺铂和紫杉醇化疗在食管鳞癌患者的有效率可达51.8%，中位生存时间为14个月，提示尼妥珠单抗在食管鳞癌中具有一定治疗潜力，相关Ⅲ期临床研究也正在进行中。

除了单抗类药物，学界对EGFR小分子抑制剂治疗EC也进行了探索，但是吉非替尼对比二线化疗治疗EC未得到生存获益；在EGFR高表达或基因扩增的晚期食管鳞癌患者中，埃克替尼的有效率为16.7%，治疗效果仍需进一步探究。针对抗血管生成药物，已有研究探索了安罗替尼或阿帕替尼二线用于食管鳞癌，但是单药疗效仅有5%~10%，生存时间提高有限。

对于HER2阳性的晚期食管腺癌按照胃腺癌治疗方案进行，曲妥珠单抗整合化疗被获批用于转移性食管腺癌的一线治疗，此外，整合治疗加用拉帕替尼治疗HER2阳性食管腺癌有明显的疗效。在局部晚期或转移性食管腺癌的二线治疗中，雷莫西尤单抗可作为单药治疗或与化疗整合治疗。

第十六章

EC的最佳支持治疗

第一节　营养诊断

（1）EC是营养不良发生风险最高的恶性肿瘤，推荐对所有确诊患者诊断、入院后、围术期、放疗期间采用NRS 2002量表进行营养状况评估和综合测定。

（2）对营养筛查有风险的EC患者，推荐进一步采用PG-SGA量表进行营养评估，由护士、医师和营养师共同实施。

（3）对于营养状况良好但预期有营养风险的患者，定期进行营养评估，必要时给予营养干预。

（4）在营养评估基础上，对于存在营养不良特别是重度营养不良患者，推荐进一步从应激程度、炎症反应、能量消耗水平、代谢状况、器官功能、人体组成、心理状况等方面对患者进行营养综合判定。

第二节　营养治疗适应证

遵循“五阶梯”原则：首先选择营养教育，然后依次选择口服营养补充、完全肠内营养、部分胃肠外营养、全肠外营养。

1 手术患者

如果患者至少存在以下一项情况（6个月内体重减轻≥10%、BMI<18.5kg/m²、SGA评分C级或无肝肾功能障碍情况下血清白蛋白含量低于30g/L），手术前应该进行7~14d的营养治疗。对于所有受益于术前营养治疗的患者、营养不良的患者、术后无法经口摄食或术后1周经口摄食小于60%能量需求的患者，推荐行术后营养治疗。

2 放化疗患者

对于拟行放化疗的EC患者，推荐在放化疗前根据PG-SGA评分，放化疗中根据PG-SGA评分和急性放化疗毒性反应分级，放化疗后根据PG-SGA评分和晚期放化疗毒性反应分级，规范化、个体化选择营养治疗路径。

第三节 营养治疗途径

不论是手术患者还是非手术（放化疗）患者，只要存有或部分存有胃肠道消化吸收功能，就应尽可能考虑肠内营养。如果EC因部分或完全胃肠道功能衰竭、肠内营养禁忌证、肠内营养无法实施等原因而导致肠内营养不能提供足够的营养素和能量摄入，推荐行肠内营养联合部分肠外营养或全肠外营养。

第四节 营养治疗通路

1 肠内营养通路

ONS是EC患者肠内营养首选方式。

遵循“四阶梯”原则：肠胃功能正常者首选口服营养补充，中-重度吞咽梗阻、一个月内体重下降5%以上、BMI<18.5kg/m^2、PG-SGA≥4分、摄食量少于需要量60%达到3~5d以上时，且消化吸收功能存在当无法满足患者营养需要（持续3~5d摄入量小于目标需要量的60%）或无法实施时，依次选择经鼻胃（肠）管、经皮内镜下胃（空肠）造瘘术、外科手术下胃（空肠）造瘘术给予肠内营养。

对存在中-重度吞咽困难、严重放化疗食管黏膜炎等高危因素影响经口进食的患者推荐管饲营养。如果预计管饲营养时间≤30d，推荐经鼻管饲。如果预计需要长期管饲（>30d），推荐通过经皮穿刺造瘘管饲。外科手术下胃（空肠）造瘘术：用于因食管严重狭窄而无法进行经皮内镜下胃（空肠）造瘘术的患者。

2 肠外营养通路

如果EC患者肠内营养无法完全满足正常人体需要或存在禁忌证，推荐行肠内营养联合部分肠外营养或全肠外营养。肠外营养通路分为经外周静脉及经中心静脉途径。静脉通路的选择需综合考虑患者的病情、肠外营养溶液的渗透压、预计使用时间、血管条件和护理环境等因素。

第五节 营养素

1 能量

应定期检测患者的体重和营养摄入量以确定是否达到能量摄入要求。非荷瘤状态下三大营养素的供能比例为：碳水化合物50%~55%、脂肪25%~30%、蛋白质15%~20%。EC患者的能量需求随着肿瘤分期、患者一般状况、治疗方式和不良反应等而变化。当无法准确和个体化测量时，一般推荐能量需求量为（25~30）kcal/（kg·d）。

2 碳水化合物、脂肪和蛋白质

推荐减少碳水化合物，适当提高脂肪在总能量中的供能比例，给予高蛋白质、高脂肪（富含ω-3多不饱和脂肪酸）、低碳水化合物的肠内营养配方。对于一般患者，蛋白质目标推荐量应大于1.0g/（kg·d）。对于EC手术、放化疗患者，蛋白质目标摄入量建议提高至（1.5～2.0)g/（kg·d）。

3 免疫营养素

免疫营养素主要包括谷氨酰胺、核苷酸、精氨酸、ω-3多不饱和脂肪酸、支链氨基酸。免疫营养素可以改善EC患者营养相关终点，但不确定是否对临床结局有积极作用。

第六节 改善食欲

使用糖皮质激素、孕激素、N-3脂肪酸等改善厌食症癌症患者的食欲，但应注意副作用。

第七节 维持吞咽功能

建议筛查和处理吞咽困难，并告知患者如何在肠内营养期间维持正常吞咽功能。

第八节 运动

除有氧运动外，建议增加个体化的抗阻训练。

第九节 家庭营养治疗

医师为患者选择和建立适宜的营养途径、制订营养方案、监测营养并发症并对营养过程进行管理。

第十节 疗效评价

（1）在EC治疗过程中和治疗后，临床医师/营养师应该定期对营养治疗的疗效进行评价，评价指标包括快速反应指标、中速反应指标和慢速反应指标，为营养治疗方案的调整提供依据。

（2）EC放疗期间，肠内营养方案应进行动态调整。调整的依据主要为患者营养状况（特别是体重）、吞咽梗阻、吞咽疼痛、进食量及饮食结构等的变化情况。调整的内容包括肠内营养的途径，营养需求和营养素的构成比例等。

参考文献

[1] SUNG H，FERLAY J，SIEGEL R L，et al.Global Cancer Statistics 2020：GLOBOCAN Estimates of Incidence and Mortality Worldwide for 36 Cancers in 185 Countries[J].CA Cancer J Clin，2021，71（3）：209-249.

[2] 孙可欣，郑荣寿，张思维，等.2015年中国分地区恶性肿瘤发病和死亡分析[J].中国肿瘤，2019，28（01）：1-11.

[3] 周家琛，郑荣寿，张思维，等.2000-2015年中国肿瘤登记地区食管癌发病及年龄变化趋势[J].中华肿瘤防治杂志，2020，27（18）：1437-1442.

[4] 陈飞，王悠清.1990—2019年中国食管癌疾病负担及其变化趋势分析[J].中国肿瘤，2021，30（06）：401-407.

[5] 郑黎阳，陈琼，刘曙正，等.2015年河南省食管癌发病与死亡估计[J].肿瘤预防与治疗，2019，32（11）：978-983.

[6] 杨佳，张楠，高冬青，等.2006—2018年山东省肥城市食管癌的死亡趋势及减寿分析[J].中国肿瘤，2020，29（12）：939-945.

[7] 宋文鹏，王彦，谢嘉渝，等.中国人饮食因素与食管癌的相关性[J].临床与病理杂志，2021，41（08）：1915-1924.

[8] 陈伟霖，黄丽萍，韩煌煌，等.腌制食品摄入联合吸烟、饮酒与食管癌发病关系病例对照研究[J].中国公共卫生，2018，34（05）：643-646.

[9] 黄桁，王喻，姜凯元，等.食管癌高发区农村居民饮食状况调查及防治分析[J].现代肿瘤医学，2018，26（22）：3667-3670.

[10] 熊雪佑，田东，侯小玉，等.食管癌高发区农村居民对食管癌认知情况的调查分析[J].中华胸部外科电子杂志，2018，5（01）：37-41.

[11] 何乔，敬元华，黄海容，等.四川省南部县农村居民食管癌

危险因素暴露水平及聚集分析[J].中华肿瘤防治杂志，2019，26（22）：1675-1680.

[12] 闫二帅，赵宝生，刘尚国，等.遗传因素在豫北地区食管癌中的作用分析[J].现代肿瘤医学，2018，26（21）：3418-3421.

[13] 潘恩春，孙中明，何源，等.沿淮河食管癌高发区居民家族遗传与食管癌发病风险的关系[J].现代预防医学，2016，43（14）：2524-2526.

[14] UHLENHOPP D J，THEN E O，SUNKARA T，et al.Epidemiology of esophageal cancer：update in global trends，etiology and risk factors[J].Clin J Gastroenterol，2020，13（6）：1010-1021.

[15] LIANG H，FAN J H，QIAO Y L.Epidemiology，etiology，and prevention of esophageal squamous cell carcinoma in China[J].Cancer Biol Med，2017，14（1）：33-41.

[16] THRIFT A P.Global burden and epidemiology of Barrett oesophagus and oesophageal cancer[J].Nat Rev Gastroenterol Hepatol，2021，18（6）：432-443.

[17] 陈亮辉，李婷.人工智能在食管癌内镜检查中的应用进展[J].食管疾病，2021，3（02）：106-110.

[18] 李刚，沈旭，阿来古哈，等.达芬奇机器人辅助食管癌切除术与胸腹腔镜联合食管癌切除术临床效果比较的系统评价与Meta分析[J].中国胸心血管外科临床杂志，2021：1-8.

[19] ZENG Y，LIANG W，LIU J，et al.Endoscopic Treatment Versus Esophagectomy for Early-Stage Esophageal Cancer：a Population-Based Study Using Propensity Score Matching[J].J Gastrointest Surg，2017，21（12）：1977-1983.

[20] YANG H，LIU H，CHEN Y，et al.Long-term Efficacy of Neoadjuvant Chemoradiotherapy Plus Surgery for the Treatment of Locally Advanced Esophageal Squamous Cell Carcinoma：The NEOCRTEC5010 Randomized Clinical Trial[J].JAMA Surg，

2021, 156 (8): 721-729.

[21] UEYAMA T, KAWAMOTO K, YAMADA Y, et al. Early esophageal carcinoma. Evaluation of the depth of invasion based on double-contrast esophagography[J]. Acta Radiol, 1998, 39 (2): 133-137.

[22] MIYATA H, YAMASAKI M, TAKAHASHI T, et al.Determinants of response to neoadjuvant chemotherapy for esophageal cancer using 18F-fluorodeoxiglucose positron emission tomography (18F-FDG -PET) [J]. Ann Surg Oncol, 2014, 21 (2): 575-582.

[23] CHOI J, KIM S G, KIM J S, et al.Comparison of endoscopic ultrasonography (EUS), positron emission tomography (PET), and computed tomography (CT) in the preoperative locoregional staging of resectable esophageal cancer[J].Surg Endosc, 2010, 24 (6): 1380-1386.

[24] NOBLE F, BAILEY D, TUNG K, et al.Impact of integrated PET/CT in the staging of oesophageal cancer: a UK population-based cohort study[J].Clin Radiol, 2009, 64 (7): 699-705.

[25] WILLIAMS R N, UBHI S S, SUTTON C D, et al.The early use of PET-CT alters the management of patients with esophageal cancer[J].J Gastrointest Surg, 2009, 13 (5): 868-873.

[26] WALKER A J, SPIER B J, PERLMAN S B, et al.Integrated PET/CT fusion imaging and endoscopic ultrasound in the preoperative staging and evaluation of esophageal cancer[J]. Mol Imaging Biol, 2011, 13 (1): 166-171.

[27] RICE T W, ISHWARAN H, FERGUSON M K, et al.Cancer of the Esophagus and Esophagogastric Junction: An Eighth Edition Staging Primer[J]. J Thorac Oncol, 2017, 12 (1): 36-42.

[28] BIERE S S, van BERGE H M, MAAS K W, et al.Minimally

invasive versus open oesophagectomy for patients with oesophageal cancer: a multicentre, open-label, randomised controlled trial[J].Lancet, 2012, 379 (9829): 1887-1892.

[29] STRAATMAN J, van der WIELEN N, CUESTA M A, et al. Minimally Invasive Versus Open Esophageal Resection: Three-year Follow-up of the Previously Reported Randomized Controlled Trial: the TIME Trial[J]. Ann Surg, 2017, 266 (2): 232-236.

[30] HORGAN S, BERGER R A, ELLI E F, et al.Robotic-assisted minimally invasive transhiatal esophagectomy[J]. Am Surg, 2003, 69 (7): 624-626.

[31] ORRINGER M B, MARSHALL B, CHANG A C, et al.Two thousand transhiatal esophagectomies: changing trends, lessons learned[J].Ann Surg, 2007, 246 (3): 363-372, 372-374.

[32] HULSCHER J B, TIJSSEN J G, OBERTOP H, et al.Transthoracic versus transhiatal resection for carcinoma of the esophagus: a meta-analysis[J].Ann Thorac Surg, 2001, 72 (1): 306-313.

[33] 韩丁培，项捷，高涛涛，等.机器人辅助与传统Ivor-Lewis食管癌根治术近期疗效的比较[J].中国微创外科杂志，2016，16（05）：404-407.

[34] WANG W P, CHEN L Q, ZHANG H L, et al.Modified Intrathoracic Esophagogastrostomy with Minimally Invasive Robot-Assisted Ivor-Lewis Esophagectomy for Cancer[J]. Dig Surg, 2019, 36 (3): 218-225.

[35] 张亚杰，韩宇，项捷，等.机器人微创Ivor Lewis食管癌根治术的应用[J].中国胸心血管外科临床杂志，2018，25（09）：735-741.

[36] HODARI A, PARK K U, LACE B, et al. Robot-Assisted Minimally Invasive Ivor Lewis Esophagectomy With Real-

Time Perfusion Assessment[J]. Ann Thorac Surg, 2015, 100 (3): 947-952.

[37] CERFOLIO R J, BRYANT A S, HAWN M T. Technical aspects and early results of robotic esophagectomy with chest anastomosis[J]. J Thorac Cardiovasc Surg, 2013, 145 (1): 90-96.

[38] ZHANG Y, XIANG J, HAN Y, et al. Initial experience of robot-assisted Ivor-Lewis esophagectomy: 61 consecutive cases from a single Chinese institution[J]. Dis Esophagus, 2018, 31 (12).

[39] DENG H Y, HUANG W X, LI G, et al. Comparison of short-term outcomes between robot - assisted minimally invasive esophagectomy and video-assisted minimally invasive esophagectomy in treating middle thoracic esophageal cancer[J]. Dis Esophagus, 2018, 31 (8).

[40] CHAO Y K, HSIEH M J, LIU Y H, et al. Lymph Node Evaluation in Robot-Assisted Versus Video-Assisted Thoracoscopic Esophagectomy for Esophageal Squamous Cell Carcinoma: A Propensity-Matched Analysis[J]. World J Surg, 2018, 42 (2): 590-598.

[41] PARK S, HWANG Y, LEE H J, et al. Comparison of robot-assisted esophagectomy and thoracoscopic esophagectomy in esophageal squamous cell carcinoma[J]. J Thorac Dis, 2016, 8 (10): 2853-2861.

[42] PALANIVELU C, PRAKASH A, SENTHILKUMAR R, et al. Minimally invasive esophagectomy: thoracoscopic mobilization of the esophagus and mediastinal lymphadenectomy in prone position--experience of 130 patients[J]. J Am Coll Surg, 2006, 203 (1): 7-16.

[43] MARKAR S R, WIGGINS T, ANTONOWICZ S, et al. Minimally invasive esophagectomy: Lateral decubitus vs. prone po-

sitioning; systematic review and pooled analysis[J]. Surg Oncol, 2015, 24 (3): 212-219.
[44] 中国抗癌协会食管癌专业委员会.机器人辅助食管切除术中国临床专家建议（2019版）[J].中华外科杂志，2019，57（09）：E1.
[45] GUO X, YE B, YANG Y, et al. Impact of unplanned events on early postoperative results of minimally invasive esophagectomy[J].Thorac Cancer, 2018, 9 (1): 94-98.
[46] AKIYAMA H, TSURUMARU M, UDAGAWA H, et al.Radical lymph node dissection for cancer of the thoracic esophagus [J].Ann Surg, 1994, 220 (3): 364-372, 372-373.
[47] ANDO N, OZAWA S, KITAGAWA Y, et al. Improvement in the results of surgical treatment of advanced squamous esophageal carcinoma during 15 consecutive years[J]. Ann Surg, 2000, 232 (2): 225-232.
[48] NISHIHIRA T, HIRAYAMA K, MORI S. A prospective randomized trial of extended cervical and superior mediastinal lymphadenectomy for carcinoma of the thoracic esophagus[J]. Am J Surg, 1998, 175 (1): 47-51.
[49] HULSCHER J B, van SANDICK J W, de BOER A G, et al. Extended transthoracic resection compared with limited transhiatal resection for adenocarcinoma of the esophagus[J].N Engl J Med, 2002, 347 (21): 1662-1669.
[50] TAKEUCHI H, KAWAKUBO H, KITAGAWA Y.Current status of minimally invasive esophagectomy for patients with esophageal cancer[J].Gen Thorac Cardiovasc Surg, 2013, 61 (9): 513-521.
[51] BOOKA E, TAKEUCHI H, KIKUCHI H, et al. Recent advances in thoracoscopic esophagectomy for esophageal cancer [J].Asian J Endosc Surg, 2019, 12 (1): 19-29.
[52] BEN-DAVID K, ROSSIDIS G, ZLOTECKI R A, et al.Mini-

mally invasive esophagectomy is safe and effective following neoadjuvant chemoradiation therapy[J]. Ann Surg Oncol, 2011, 18（12）: 3324–3329.

[53] HOLSCHER A H, DEMEESTER T R, SCHMIDT H, et al. Propensity score–matched comparison between open and minimal invasive hybrid esophagectomy for esophageal adenocarcinoma[J].Langenbecks Arch Surg, 2020, 405（4）: 521–532.

[54] SUGITA Y, NAKAMURA T, SAWADA R, et al.Safety and feasibility of minimally invasive esophagectomy for elderly esophageal cancer patients[J]. Dis Esophagus, 2021, 34（3）.

[55] SIHAG S, KOSINSKI A S, GAISSERT H A, et al.Minimally Invasive Versus Open Esophagectomy for Esophageal Cancer: A Comparison of Early Surgical Outcomes From The Society of Thoracic Surgeons National Database[J]. Ann Thorac Surg, 2016, 101（4）: 1281–1288, 1288–1289.

[56] NOBLE F, KELLY J J, BAILEY I S, et al.A prospective comparison of totally minimally invasive versus open Ivor Lewis esophagectomy[J].Dis Esophagus, 2013, 26（3）: 263–271.

[57] TAPIAS L F, MATHISEN D J, WRIGHT C D, et al. Outcomes With Open and Minimally Invasive Ivor Lewis Esophagectomy After Neoadjuvant Therapy[J]. Ann Thorac Surg, 2016, 101（3）: 1097–1103.

[58] DOLAN J P, KAUR T, DIGGS B S, et al.Impact of comorbidity on outcomes and overall survival after open and minimally invasive esophagectomy for locally advanced esophageal cancer [J].Surg Endosc, 2013, 27（11）: 4094–4103.

[59] BIERE S S, MAAS K W, CUESTA M A, et al. Cervical or thoracic anastomosis after esophagectomy for cancer: a systematic review and meta–analysis[J]. Dig Surg, 2011, 28（1）: 29–35.

[60] CHEN H，LU J J，ZHOU J，et al. Anterior versus posterior routes of reconstruction after esophagectomy：a comparative anatomic study[J]. Ann Thorac Surg，2009，87（2）：400-404.
[61] HU H，YE T，TAN D，et al. Is anterior mediastinum route a shorter choice for esophageal reconstruction? A comparative anatomic study[J]. Eur J Cardiothorac Surg，2011，40（6）：1466-1469.
[62] NEDERLOF N，TILANUS H W，TRAN T C，et al. End-to-end versus end-to-side esophagogastrostomy after esophageal cancer resection：a prospective randomized study[J]. Ann Surg，2011，254（2）：226-233.
[63] MAO C Y，YANG Y S，YUAN Y，et al. End-to-End Versus End-to-Side Hand-Sewn Anastomosis for Minimally Invasive McKeown Esophagectomy[J]. Ann Surg Oncol，2019，26（12）：4062-4069.
[64] SCHRODER W，RAPTIS D A，SCHMIDT H M，et al. Anastomotic Techniques and Associated Morbidity in Total Minimally Invasive Transthoracic Esophagectomy：Results From the EsoBenchmark Database[J]. Ann Surg，2019，270（5）：820-826.
[65] ZHANG H，WANG Z，ZHENG Y，et al. Robotic Side-to-Side and End-to-Side Stapled Esophagogastric Anastomosis of Ivor Lewis Esophagectomy for Cancer[J]. World J Surg，2019，43（12）：3074-3082.
[66] Japanese Classification of Esophageal Cancer，11th Edition：part I[J]. Esophagus，2017，14（1）：1-36.
[67] YE X，ZHAO Y，YOU B，et al. [The interpretation of the Chinese expert consensus on mediastinal lymph node dissection in esophagectomy for esophageal cancer（2017 edition）][J]. Zhonghua Wei Chang Wai Ke Za Zhi，2018，21（9）：976-

982.
[68] LI H，FANG W，YU Z，et al.Chinese expert consensus on mediastinal lymph node dissection in esophagectomy for esophageal cancer（2017 edition）[J]. J Thorac Dis，2018，10（4）：2481-2489.
[69] UDAGAWA H，UENO M，SHINOHARA H，et al.The importance of grouping of lymph node stations and rationale of three-field lymphoadenectomy for thoracic esophageal cancer[J]. J Surg Oncol，2012，106（6）：742-747.
[70] 汪鹏，谢静，王雷，等.中国消化内镜活组织检查与病理学检查规范专家共识（草案）[J].中华消化杂志，2014，34（09）：577-581.
[71] 周平红，蔡明琰，姚礼庆.消化道黏膜病变内镜黏膜下剥离术治疗专家共识[J].中华胃肠外科杂志，2012（10）：1083-1086.
[72] 马丹，杨帆，廖专，等.中国早期食管癌筛查及内镜诊治专家共识意见（2014年，北京）[J].胃肠病学，2015，20（04）：220-240.
[73] BLEIBERG H，CONROY T，PAILLOT B，et al.Randomised phase II study of cisplatin and 5-fluorouracil（5-FU）versus cisplatin alone in advanced squamous cell oesophageal cancer [J].Eur J Cancer，1997，33（8）：1216-1220.
[74] UEDA H，KAWAKAMI H，NONAGASE Y，et al.Phase II Trial of 5-Fluorouracil，Docetaxel，and Nedaplatin（UDON）Combination Therapy for Recurrent or Metastatic Esophageal Cancer[J].Oncologist，2019，24（2）：163-176.
[75] MIYAZAKI T，OJIMA H，FUKUCHI M，et al.Phase II Study of Docetaxel，Nedaplatin，and 5-Fluorouracil Combined Chemotherapy for Advanced Esophageal Cancer[J].Ann Surg Oncol，2015，22（11）：3653-3658.
[76] GUO J F，ZHANG B，WU F，et al.A phase II trial of docetax-

el plus nedaplatin and 5 - fluorouracil in treating advanced esophageal carcinoma[J]. Chin J Cancer, 2010, 29 (3): 321-324.

[77] YAJIMA S, SUZUKI T, NANAMI T, et al. Randomized Phase II Study to Comparing Docetaxel / Nedaplatin versus Docetaxel for 5-Fluorouracil / Cisplatin Resistant Esophageal Squamous Cell Carcinoma[J]. Ann Thorac Cardiovasc Surg, 2021, 27 (4): 219-224.

[78] HUANG J, XU B, LIU Y, et al.Irinotecan plus S-1 versus S-1 in patients with previously treated recurrent or metastatic esophageal cancer (ESWN 01): a prospective randomized, multicenter, open - labeled phase 3 trial[J]. Cancer Commun (Lond), 2019, 39 (1): 16.

[79] CHEN Y, YE J, ZHU Z, et al.Comparing Paclitaxel Plus Fluorouracil Versus Cisplatin Plus Fluorouracil in Chemoradiotherapy for Locally Advanced Esophageal Squamous Cell Cancer: A Randomized, Multicenter, Phase III Clinical Trial[J]. J Clin Oncol, 2019, 37 (20): 1695-1703.

[80] SHAPIRO J, van LANSCHOT J, HULSHOF M, et al.Neoadjuvant chemoradiotherapy plus surgery versus surgery alone for oesophageal or junctional cancer (CROSS): long-term results of a randomised controlled trial[J]. Lancet Oncol, 2015, 16 (9): 1090-1098.

[81] COOPER J S, GUO M D, HERSKOVIC A, et al.Chemoradiotherapy of locally advanced esophageal cancer: long-term follow-up of a prospective randomized trial (RTOG 85-01) .Radiation Therapy Oncology Group[J].JAMA, 1999, 281 (17): 1623-1627.

[82] MINSKY B D, PAJAK T F, GINSBERG R J, et al.INT 0123 (Radiation Therapy Oncology Group 94-05) phase III trial of combined-modality therapy for esophageal cancer: high-dose

versus standard-dose radiation therapy[J].J Clin Oncol，2002，20（5）：1167-1174.

[83] 中国食管癌放射治疗指南（2019年版）[J].国际肿瘤学杂志，2019（07）：385-398.

[84] CONROY T，GALAIS M P，RAOUL J L，et al. Definitive chemoradiotherapy with FOLFOX versus fluorouracil and cisplatin in patients with oesophageal cancer（PRODIGE5 / ACCORD17）：final results of a randomised，phase 2/3 trial[J]. Lancet Oncol，2014，15（3）：305-314.

[85] LIU S，LUO L，ZHAO L，et al.Induction chemotherapy followed by definitive chemoradiotherapy versus chemoradiotherapy alone in esophageal squamous cell carcinoma：a randomized phase II trial[J].Nat Commun，2021，12（1）：4014.

[86] GAO X S，QIAO X，WU F，et al.Pathological analysis of clinical target volume margin for radiotherapy in patients with esophageal and gastroesophageal junction carcinoma[J]. Int J Radiat Oncol Biol Phys，2007，67（2）：389-396.

[87] LYU J，YISIKANDAER A，LI T，et al.Comparison between the effects of elective nodal irradiation and involved-field irradiation on long-term survival in thoracic esophageal squamous cell carcinoma patients：A prospective，multicenter，randomized，controlled study in China[J].Cancer Med，2020，9（20）：7460-7468.

[88] ZHU H，RIVIN D C E，YE J，et al.Involved-Field Irradiation in Definitive Chemoradiotherapy for Locoregional Esophageal Squamous Cell Carcinoma：Results From the ESO-Shanghai 1 Trial[J].Int J Radiat Oncol Biol Phys，2021，110（5）：1396-1406.

[89] XU Y J，ZHU W G，LIAO Z X，et al.[A multicenter randomized prospective study of concurrent chemoradiation with 60 Gy versus 50 Gy for inoperable esophageal squamous cell carci-

noma][J].Zhonghua Yi Xue Za Zhi，2020，100（23）：1783-1788.

[90] HULSHOF M，GEIJSEN E D，ROZEMA T，et al.Randomized Study on Dose Escalation in Definitive Chemoradiation for Patients With Locally Advanced Esophageal Cancer（ART-DECO Study）[J].J Clin Oncol，2021，39（25）：2816-2824.

[91] LIN S H，WANG L，MYLES B，et al.Propensity score-based comparison of long-term outcomes with 3-dimensional conformal radiotherapy vs intensity-modulated radiotherapy for esophageal cancer[J].Int J Radiat Oncol Biol Phys，2012，84（5）：1078-1085.

[92] WANG X，HOBBS B，GANDHI S J，et al.Current status and application of proton therapy for esophageal cancer[J].Radiother Oncol，2021，164：27-36.

[93] van HAGEN P，HULSHOF M C，van LANSCHOT J J，et al. Preoperative chemoradiotherapy for esophageal or junctional cancer[J].N Engl J Med，2012，366（22）：2074-2084.

[94] KELLY R J，AJANI J A，KUZDZAL J，et al.Adjuvant Nivolumab in Resected Esophageal or Gastroesophageal Junction Cancer[J].N Engl J Med，2021，384（13）：1191-1203.

[95] DENG W，YANG J，NI W，et al.Postoperative Radiotherapy in Pathological T2-3N0M0 Thoracic Esophageal Squamous Cell Carcinoma：Interim Report of a Prospective，Phase III，Randomized Controlled Study[J].Oncologist，2020，25（4）：e701-e708.

[96] NI W，YU S，XIAO Z，et al.Postoperative Adjuvant Therapy Versus Surgery Alone for Stage IIB-III Esophageal Squamous Cell Carcinoma：A Phase III Randomized Controlled Trial[J].Oncologist，2021，26（12）：e2151-e2160.

[97] YANG J，ZHANG W，XIAO Z，et al.The Impact of Postoper-

ative Conformal Radiotherapy after Radical Surgery on Survival and Recurrence in Pathologic T3N0M0 Esophageal Carcinoma: A Propensity Score – Matched Analysis[J]. J Thorac Oncol, 2017, 12（7）: 1143–1151.

[98] CHEN J, PAN J, LIU J, et al.Postoperative radiation therapy with or without concurrent chemotherapy for node–positive thoracic esophageal squamous cell carcinoma[J]. Int J Radiat Oncol Biol Phys, 2013, 86（4）: 671–677.

[99] BEDENNE L, MICHEL P, BOUCHE O, et al. Chemoradiation followed by surgery compared with chemoradiation alone in squamous cancer of the esophagus: FFCD 9102[J]. J Clin Oncol, 2007, 25（10）: 1160–1168.

[100] ZHANG Z X, GU X Z, YIN W B, et al.Randomized clinical trial on the combination of preoperative irradiation and surgery in the treatment of adenocarcinoma of gastric cardia（AGC）--report on 370 patients[J]. Int J Radiat Oncol Biol Phys, 1998, 42（5）: 929–934.

[101] STAHL M, WALZ M K, STUSCHKE M, et al. Phase III comparison of preoperative chemotherapy compared with chemoradiotherapy in patients with locally advanced adenocarcinoma of the esophagogastric junction[J].J Clin Oncol, 2009, 27（6）: 851–856.

[102] CUNNINGHAM D, ALLUM W H, STENNING S P, et al. Perioperative chemotherapy versus surgery alone for resectable gastroesophageal cancer[J]. N Engl J Med, 2006, 355（1）: 11–20.

[103] KLEVEBRO F, ALEXANDERSSON V D G, WANG N, et al. A randomized clinical trial of neoadjuvant chemotherapy versus neoadjuvant chemoradiotherapy for cancer of the oesophagus or gastro–oesophageal junction[J]. Ann Oncol, 2016, 27（4）: 660–667.

[104] HERSKOVIC A，MARTZ K，AL-SARRAF M，et al.Combined chemotherapy and radiotherapy compared with radiotherapy alone in patients with cancer of the esophagus[J]. N Engl J Med，1992，326（24）：1593-1598.

[105] TEPPER J，KRASNA M J，NIEDZWIECKI D，et al.Phase III trial of trimodality therapy with cisplatin，fluorouracil，radiotherapy，and surgery compared with surgery alone for esophageal cancer：CALGB 9781[J].J Clin Oncol，2008，26（7）：1086-1092.

[106] 李辉，方文涛，于振涛.食管癌根治术胸部淋巴结清扫中国专家共识（2017版）[J].中华消化外科杂志，2017，16（11）：1087-1090.

[107] ROMERO D.Genetics：Oesophageal cancer - not all alike[J]. Nat Rev Clin Oncol，2017，14（3）：138.

[108] NTZIACHRISTOS P，LIM J S，SAGE J，et al. From fly wings to targeted cancer therapies：a centennial for notch signaling[J].Cancer Cell，2014，25（3）：318-334.

[109] 毛友生，高树庚，王群，等.中国食管癌临床流行特征及外科治疗概况大数据分析[J].中华肿瘤杂志，2020（03）：228-229.

[110] LI C，ZHAO S，ZHENG Y，et al.Preoperative pembrolizumab combined with chemoradiotherapy for oesophageal squamous cell carcinoma（PALACE-1）[J].Eur J Cancer，2021，144：232-241.

[111] NIE Y，LIAO J，ZHAO X，et al.Detection of multiple gene hypermethylation in the development of esophageal squamous cell carcinoma[J].Carcinogenesis，2002，23（10）：1713-1720.

[112] SUN J M，SHEN L，SHAH M A，et al.Pembrolizumab plus chemotherapy versus chemotherapy alone for first-line treatment of advanced oesophageal cancer（KEYNOTE-590）：a

randomised, placebo-controlled, phase 3 study[J]. Lancet, 2021, 398 (10302): 759-771.

[113] LUO H, LU J, BAI Y, et al.Effect of Camrelizumab vs Placebo Added to Chemotherapy on Survival and Progression-Free Survival in Patients With Advanced or Metastatic Esophageal Squamous Cell Carcinoma: The ESCORT-1st Randomized Clinical Trial[J].JAMA, 2021, 326 (10): 916-925.

[114] XU J, BAI Y, XU N, et al.Tislelizumab Plus Chemotherapy as First-line Treatment for Advanced Esophageal Squamous Cell Carcinoma and Gastric/Gastroesophageal Junction Adenocarcinoma[J]. Clin Cancer Res, 2020, 26 (17): 4542-4550.

[115] ZHANG B, QI L, WANG X, et al.Phase II clinical trial using camrelizumab combined with apatinib and chemotherapy as the first-line treatment of advanced esophageal squamous cell carcinoma[J]. Cancer Commun (Lond), 2020, 40 (12): 711-720.

[116] KOJIMA T, SHAH M A, MURO K, et al. Randomized Phase III KEYNOTE-181 Study of Pembrolizumab Versus Chemotherapy in Advanced Esophageal Cancer[J]. J Clin Oncol, 2020, 38 (35): 4138-4148.

[117] KATO K, CHO B C, TAKAHASHI M, et al.Nivolumab versus chemotherapy in patients with advanced oesophageal squamous cell carcinoma refractory or intolerant to previous chemotherapy (ATTRACTION-3): a multicentre, randomised, open-label, phase 3 trial[J].Lancet Oncol, 2019, 20 (11): 1506-1517.

[118] HUANG J, XU J, CHEN Y, et al.Camrelizumab versus investigator's choice of chemotherapy as second-line therapy for advanced or metastatic oesophageal squamous cell carcinoma (ESCORT): a multicentre, randomised, open-label,

phase 3 study[J].Lancet Oncol，2020，21（6）：832-842.
[119] MOEHLER M，MADERER A，THUSS-PATIENCE P C，et al. Cisplatin and 5-fluorouracil with or without epidermal growth factor receptor inhibition panitumumab for patients with non-resectable，advanced or metastatic oesophageal squamous cell cancer：a prospective，open-label，randomised phase III AIO/EORTC trial（POWER）[J].Ann Oncol，2020，31（2）：228-235.
[120] LORENZEN S，SCHUSTER T，PORSCHEN R，et al.Cetuximab plus cisplatin-5-fluorouracil versus cisplatin-5-fluorouracil alone in first-line metastatic squamous cell carcinoma of the esophagus：a randomized phase II study of the Arbeitsgemeinschaft Internistische Onkologie[J]. Ann Oncol，2009，20（10）：1667-1673.
[121] HUANG Z H，MA X W，ZHANG J，et al.Cetuximab for esophageal cancer：an updated meta-analysis of randomized controlled trials[J].BMC Cancer，2018，18（1）：1170.
[122] LU M，WANG X，SHEN L，et al.Nimotuzumab plus paclitaxel and cisplatin as the first line treatment for advanced esophageal squamous cell cancer：A single centre prospective phase II trial[J].Cancer Sci，2016，107（4）：486-490.
[123] DUTTON S J，FERRY D R，BLAZEBY J M，et al.Gefitinib for oesophageal cancer progressing after chemotherapy（COG）：a phase 3，multicentre，double-blind，placebo-controlled randomised trial[J].Lancet Oncol，2014，15（8）：894-904.
[124] HUANG J，FAN Q，LU P，et al.Icotinib in Patients with Pretreated Advanced Esophageal Squamous Cell Carcinoma with EGFR Overexpression or EGFR Gene Amplification：A Single-Arm，Multicenter Phase 2 Study[J].J Thorac Oncol，2016，11（6）：910-917.

[125] HUANG J, XIAO J, FANG W, et al.Anlotinib for previously treated advanced or metastatic esophageal squamous cell carcinoma: A double-blind randomized phase 2 trial[J].Cancer Med, 2021, 10 (5): 1681-1689.
[126] YANWEI L, FENG H, REN P, et al.Safety and Efficacy of Apatinib Monotherapy for Unresectable, Metastatic Esophageal Cancer: A Single-Arm, Open-Label, Phase II Study [J].Oncologist, 2020, 25 (10): e1464-e1472.
[127] CHU L, CHEN Y, LIU Q, et al.A Phase II Study of Apatinib in Patients with Chemotherapy-Refractory Esophageal Squamous Cell Carcinoma (ESO-Shanghai 11) [J].Oncologist, 2021, 26 (6): e925-e935.
[128] BANG Y J, Van CUTSEM E, FEYEREISLOVA A, et al. Trastuzumab in combination with chemotherapy versus chemotherapy alone for treatment of HER2-positive advanced gastric or gastro-oesophageal junction cancer (ToGA): a phase 3, open-label, randomised controlled trial[J].Lancet, 2010, 376 (9742): 687-697.
[129] HECHT J R, BANG Y J, QIN S K, et al.Lapatinib in Combination With Capecitabine Plus Oxaliplatin in Human Epidermal Growth Factor Receptor 2-Positive Advanced or Metastatic Gastric, Esophageal, or Gastroesophageal Adenocarcinoma: TRIO-013/LOGiC--A Randomized Phase III Trial[J].J Clin Oncol, 2016, 34 (5): 443-451.
[130] FUCHS C S, TOMASEK J, YONG C J, et al.Ramucirumab monotherapy for previously treated advanced gastric or gastro-oesophageal junction adenocarcinoma (REGARD): an international, randomised, multicentre, placebo-controlled, phase 3 trial[J].Lancet, 2014, 383 (9911): 31-39.
[131] WILKE H, MURO K, Van CUTSEM E, et al.Ramucirumab plus paclitaxel versus placebo plus paclitaxel in patients with

previously treated advanced gastric or gastro-oesophageal junction adenocarcinoma （RAINBOW）: a double-blind, randomised phase 3 trial[J].Lancet Oncol，2014，15（11）: 1224-1235.
[132] ARENDS J，BACHMANN P，BARACOS V，et al.ESPEN guidelines on nutrition in cancer patients[J].Clin Nutr，2017，36（1）：11-48.
[133] QUYEN T C，ANGKATAVANICH J，THUAN T V，et al. Nutrition assessment and its relationship with performance and Glasgow prognostic scores in Vietnamese patients with esophageal cancer[J].Asia Pac J Clin Nutr，2017，26（1）：49-58.
[134] CHEN M J，WU I C，CHEN Y J，et al.Nutrition therapy in esophageal cancer-Consensus statement of the Gastroentero-logical Society of Taiwan[J].Dis Esophagus，2018，31（8）.
[135] 于振涛.食管癌围手术期营养治疗[J].肿瘤代谢与营养电子杂志，2015，2（02）：19-22.
[136] 马兴好，杨惠，王家家，等.食管癌患者围术期不同时期营养状态与相关分析[J].肿瘤代谢与营养电子杂志，2018，5（03）：274-278.
[137] 李涛，吕家华，郎锦义，等.恶性肿瘤放疗患者营养治疗专家共识[J].肿瘤代谢与营养电子杂志，2018，5（04）：358-365.
[138] ARENDS J，BODOKY G，BOZZETTI F，et al. ESPEN Guidelines on Enteral Nutrition：Non-surgical oncology[J]. Clin Nutr，2006，25（2）：245-259.
[139] WANG G，CHEN H，LIU J，et al.A comparison of postoperative early enteral nutrition with delayed enteral nutrition in patients with esophageal cancer[J].Nutrients，2015，7（6）：4308-4317.
[140] LYU J，LI T，XIE C，et al.Enteral nutrition in esophageal

cancer patients treated with radiotherapy: a Chinese expert consensus 2018[J].Future Oncol，2019，15（5）：517-531.
[141] FIETKAU R，LEWITZKI V，KUHNT T，et al. A disease-specific enteral nutrition formula improves nutritional status and functional performance in patients with head and neck and esophageal cancer undergoing chemoradiotherapy：results of a randomized，controlled，multicenter trial[J]. Cancer，2013，119（18）：3343-3353.
[142] 樊代明 . 整合肿瘤学・临床卷[M]. 北京：科学出版社，2021.
[143] 樊代明 . 整合肿瘤学・基础卷[M]. 西安：世界图书出版西安有限公司，2021.
[144] HAO W, TAND H, FANG Y, et al. Morbidity and Mortality of Patients Who Underwent Minimally Invasive Esophagectomy After Neoadjuvant Chemoradiotherapy vs Neoadjuvant Chemotherapy for Locally Advanced Esophageal Squamous Cell Carcinoma: A Randomized Clinical Trial[J]. JAMA Surg，2021，156（5）：444-451.